ちくま文庫

自然のレッスン

北山耕平

筑摩書房

もくじ

この本は
とりあえずいまの生活を
もうすこしましな方に
変えたいと考えているひとの
役に立つことを願って
つくられました。

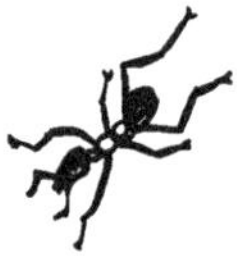

ブックデザイン
相馬章宏（CONCORDE GRAPHICS）

第一部、第二部イラストレーション
長崎訓子（PLATINUM STUDIO）

第三部イラストレーション
菊地慶矩（MOONCROW STUDIO）

文庫版まえがき

二〇一一年三月十一日の
大震災に伴う原発事故で
わたしたちの自然は
取り返しのつかない状況に
なりました。
山も、川も、森も
田も、畑も、土も
浜も、海も、
吹き渡る風すらも

すっかり変わってしまいました。
生きのびるには大変な時代です。

あの事故が起こるはるか前に書かれた
このちいさな本が
そんな時代を生きのびるために
あなたの役に立てばと
願っています。

二〇一四年一月十一日

北山耕平

自然のレッスン

イントロダクション

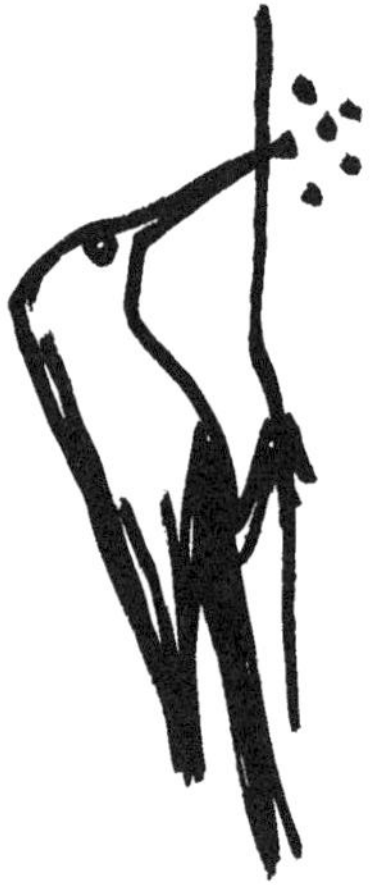

おそらくいつの日にか、田舎に別荘や山小屋を持つのとはまったく別の次元で、人間が自然の一部として生きることがどういうことか、きっとあなたも知りたくなるときがくるにちがいありません。

その日のために、わたしは、自分の知っていること、あるいは自分が知っていると思っていることを、自分の言葉で書いてみることにしたのです。

「自然のこころ」

「自然哲学」

「自然にさからわない生き方」

「自然教」

「シンプル・アンド・ナチュラル・リビング」

なんと名づけようとも、これらはすでに失われた知恵とでも呼ばれるべきもので、もともとわたしたちの遠い祖先からかろうじてこの本まで受けつがれてきたものなのです。

種子島にもちこまれた銃にはじまり、最近ではコンピューターに代表される使いての文明のなかで、どれもあやうく失われかけてしまったものばかりです。話す言葉を誰も信用しなくなってしまっているいま、誰かがこれを書きとめておかなくてはなりません。

ありとあらゆる西洋文明の恩恵をたんのうしているにもかかわらず、それでもわたしのこころが言うのです。

良いものをすこしだけもっているほうが、良くないものをたくさんもっているよりもましなんじゃないだろうか、と。

きっとこころはほんとうのことを知っているのかもしれません。

大量の機械と、その機械の置き場所を結果として必要とするところの、いまの日本がしきりとマネてるウエスターン的な生活では、誰もが本気で自然のことを、すなわち自分自身のことを、考えたりしなくてすむようなしくみとなっています。

能率と効率を重んじる文明は、当然わたしたちを自然から切りはなし、都市というものをかたちづくっていきます。

コンクリートでおおわれるよりはと、自然もまた急速に都市から撤退をしていき、やがて都市から自然が一掃されたときに、わたしたちははじめて気づくでしょう。自分の内側にあったはずの自然さが、草や花や木や鳥や虫や獣とともに、すっかり失われていることを。

しかしそうなってからではもう手遅れです。

そして明らかにその日が近づきつつあるのです。

こころのなかに、自然さをとりもどすには、なによりもしばしば自然のなかに行くことがよく、そしてそこで自然さのなんたるかを学び、自分の生活空間のなかにもどってからも、環境を自然にちかづける努力をおこたらないようにしなくてはなりません。

いつでもどこでもこころに自然さを意識するようにすること。

日常生活のなかで、ことあるごとに自分に向かってつぎのように問いつづけることです。

「これは自然だろうか?」

ものを食べるとき。

歩いているとき。
セックスするとき。
友だちといるとき。
なにかをしているとき。

そうして自然じゃないものをひとつひとつなくしていき、自分の自然なるもの、自然なものの見方、自然な存在の仕方で武装していくしか、残された道はありません。

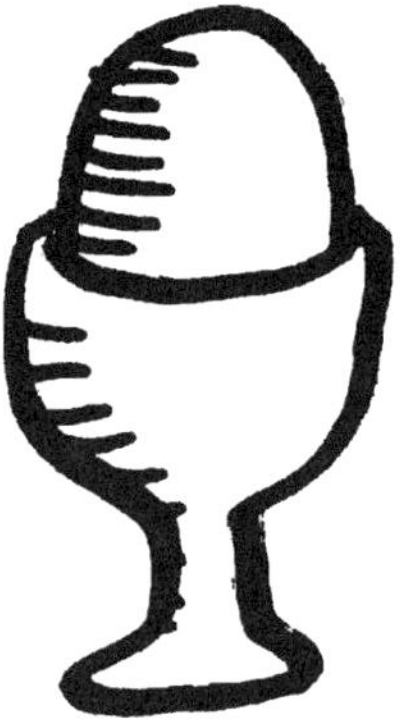

わたしはこの十年間、いろいろなところに旅をして、さまざまなひとと出逢い、じつにたくさんのことを教わりました。

なにが自然であり、なにが自然でないのか。

そうして、自分のなかにまだすこしは自然さが残されていたことを、わたしは幸運にも知る機会にめぐまれました。

わたしは、あるところであるひとに、わたしのなかにも自然を呼ぶ力があることを教えられたのです。

それこそが、わたしの求めたものでした。

そのひとはわたしに「ひとはふつう環境によって支配されているが、ある訓練《レッスン》を受けたひとたちは、自然なるものの力を借りて、環境を支配することができる」ということを、身をもって教えてくれたのです。

わたしの自然のレッスンは、そのときにはじまりました。

こころのなかのどこか深いところから、あやうく失われかけていた教えがもたらされるのです。

教えのひとつひとつが貴重なものでしたが、なかでもおそらくいちばん大切なものは、次のようなものでした。

「それがなにであれ、あなたが自分のものだと思っているものはすべて、ほんとうはあなたのものではない」

ということで、

「だからあなたは自分が手にしたものを、みんなと分けあわなければならない」

ということのふたつです。

わたしがこの本を書こうと思ったのはそのためでした。

なぜ世界がこんなにもメチャクチャな状態になっているのか？

なぜ世の中はこうもムチャクチャに退屈なんだろうか？

いまだかつてこのふたつの質問に、まともにこたえようとした人間は皆無でした。わたしはこの本のなかで、なんとかその質問に対する答えをみつけようと努力しました。それができるかどうかはともかく、人間の土地に対する考え方、態度を、根本的に改めることができるなら、そうした難問もいっきょに解決するはずです。

これが答えです。

いったいいつごろから、土地を財産としてしか考えられなくなったのでしょうか？わたしがあるひとに教えをこうたとき、そのひとは言いました。

「この土地、この大地、地球は母なるものだ。お前は自分の母親を、切ったり売ったり買ったり、なぜそんなことができるのだ」と。

西洋化《ウエスタナイズ》こそが幸福への道と信じられている現代の日本の文化では、デジタル・クロックやコンピューターに代表される左脳的考え方がまんえんしていて、わたしたちは文字どおり、内側において（無意識の領域で）も、外側において（肉体的に）も、その両方で実質的に母なる地球そのものとの接触を失いつつあります。

論理的で分析的な左脳は、いまの文化をつくるための道具とされたものですが、ものごとは決して頭で考えたようには運ばずに、すべてわけがわからなくなってきつつあるのが現実ではありませんか？

歩くときに、わたしたちは、いちいち頭のどこかにからだの部位をどうやって動かせばよいのかについて、うかがいをたてたりしないのは、それが自然だからなのです。自然のなかで、自然をよく見ていると、なにが自然かを他ならぬ自然が教えてくれます。

自然では、いちどにいろいろなことが、実にさまざまに連動していて、そのとどまるところをしらないのです。

そして自然のなかで起こっていることは、さらによく観察していくと、みな一様に似たようなエネルギー・パターンで動いているのです。

そのパターンは、さらに複雑に入りくんでいて、それがあまりにこみいっているために、なかなか総体として認識し、理解して行動するまでに、まだ人類の知性は到達していないのかもしれません。

自然はあまりに入りくみすぎていて、ときとして人間の理解を越えるときがあるからです。

街に暮らしていることに気づいたひとは、自分があまりにも地球（誰かさんの土地ではなく）から切り離されている事実に改めて驚くことになるでしょう。

そして深く絶望するかもしれません。

草も木も鳥も、都市ではなにもかもがおりに入っているのです。

具体的になくなったのは外側の自然だけでしょうか？

内側の自然さも、それと同じくらい失われていったのです。


壁一枚へだてて、なにもわけのわからないひとたちと生活している。

これは自然なことだろうか？　そしてそのことを気にもとめようとしない。これは自然なことだろうか？


ひとびとのあいだに、深い憎しみの感情があるのは、自然なことなのだろうか？

過去、いくたびかにわたる戦争で、何千人、何万人、何百人も殺し、しかもそれを正当化したばかりか、いちどに地球そのものをふっとばせるくらいの大型爆弾をいまこのときにも用いる用意をしている文化は、もしかしたらとんでもなく狂っているのではないか？

子供たちの教育や、若者たちの非行、女のひとのこと、老人たちの問題、そういうひとたちの力になることよりも、戦争や、戦争に使う武器に、よりたくさんのお金をついやす文化のありかたを、わたしは疑わざるを得ないのです。

ひとびとが憎しみあうだけでなく、ついには自然そのものに攻撃の手をのばし、丘をはぎ、木々をなぎたおして、山を裸にし、山々は醜い傷口をさらし、水や食べものに毒を入れ、なにごともなかったかのように平然と肉をくらう。ただひとの食物になるためだけにこの世にうまれてくる動物たち。

いったいこんなことが自然なのだろうか？

わたしは考えました。

これは文化の在り方として、決して好ましいことではないなと、いつの日にかきっとみんな考える日がくるはずです。

答えを求めてほうぼうを歩き、時間をみつけては、自然のあるところまでいき、ひとからナマケモノのごとく見られるのをかくごで、わたしは自然を味わう時間をもったのです。

食べものについてほんとうのことを教えてくれたひと、植物とつきあう法を伝授してくれたひと、歩き方を教えてくれたひと、こうしたことを、そうしたひとたちから習うにつけて、わたしは自分が自然のことをなにもしらないと思いしらされたものです。

いったい自然から直接に教えを乞うことはできないものなのでしょうか？

そのためには、自然と交信する術を学ばなくてはなりません。

交信はすなわちコミュニケーションであり、その理想をひとは愛とよび、コミュニケーションが完全にとだえた状態を戦争とよんでいるのです。

わたしたちは、できるだけすみやかに、自然を相手にした戦争をやめなくてはなりません。

自然を守るための、これは最後の戦いだともいえます。

言葉を武器とするためには、そのほうがよいと信じて、わたしはすべてを、詩のように読めるように構成しておきました。

自然というものを、ひとつの全体として理解するためには、論理的、分析的な左脳に働きかけるだけの論文や長いエッセイよりも、より直感的であり、無意識とも関りのある右脳にむけての「ポエム」としたほうが、ずっと理解がふかいと判断したからです。

だから、いつでも、好きなところを、あるいは全部を一度に、声に出して読んでもらうならば、レッスンの効果は大きいはずです。

自然を自分のなかに呼びもどすための道具として、どうかこの本《ブック》をすみずみまで活用されんことを。

わたしたちのこころとこころが、ここに残された言葉のなかで、いつの日にか出逢うことを祈ります。

北山耕平

第一部　こころのレッスン

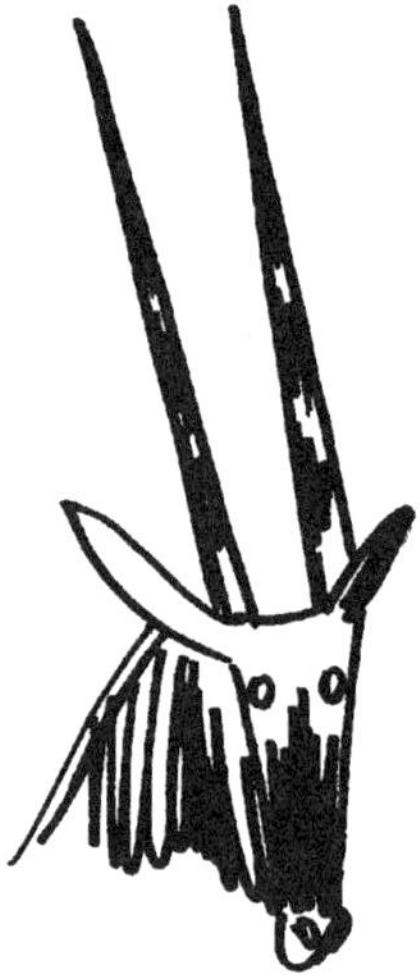

いつも楽しいことを想い描くことの効用

ものごとを肯定的に考えることで
ひとはやまいにうち勝ち
弱さを強さに
失敗を成功に
不調和を調和に
悲しみを喜びに
不幸を幸福に
変えてしまうことができます。
頭の中には、だから
いつも楽しいことを。

うれしい顔していましょう

うれしさは
生きていく上での大きなパワーです。
いつもうれしい顔ができるように
自分の部屋とかバスルームに
なにかおかしな写真や絵を
ぜひ貼っておきましょう。
それを見ると
思わず笑ってしまうようなものを。

感情の吐き出し方

いかなるときでも、
感情をコントロールしておくこと。
もしほんとうに必要なときがきたら
煮たったやかんから
蒸気が吹き出るように
その感情を一気に吐き出してしまうこと。
ただし、そのことで
他人を傷つけたりしないように。

気分のおちこみを救うには

あるとき自分の気分のおちこみに
気づいたら鏡の前で
なるべく長くほほえんでみましょう。
気分のおちこみを
やっつけることができるはず。

あなたが笑うと
あなたのからだもこころも魂も
そのすべてがほほえみます。

からだのいろいろな器官も
それにつれて幸せな気分になり
素晴らしい気分にひたれます。

精神安定剤、睡眠薬などにたよるよりは
ビタミンB_6が効果的。

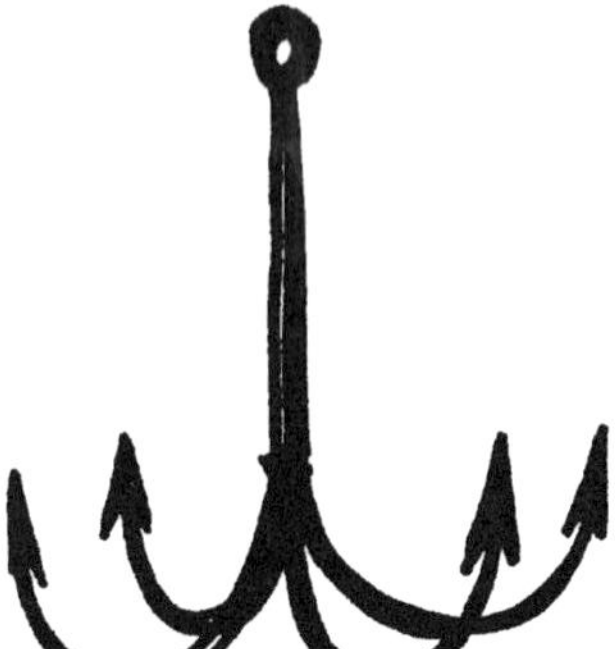

なぜもっと幸福にならないの？

あなたは望んだだけ幸福になれます。
幸福とは
つきつめると
こころと外見の問題なのですから。

生きることで悩むひとへ

食べるに十分な食べ物があって
夜に安心して眠れる場所があり
怖れと戦うだけの
ちょっとした勇気があるのなら
あなたは
涙でまつ毛を濡らす必要など
ないのではありませんか。

ときどき自分に問いかけてみるとよい人生についての四つの偉大な質問

一、こんな ことをしている自分は幸福《しあわせ》だろうか？

二、自分がいましていることで、余計にものごとがややこしくなりはしないか？

三、平和と満足をもたらすために、自分はなにかやっているだろうか？

四、自分が、どこかに行ってしまうとか、死んでしまうとかで、もしここにいなくなったそのときに、いったいどんなふうにみんなの記憶に残るだろうか？

心配なことと心配なとき

楽しい人のことを思い出しましょう。
もしくは
過去にあなたが楽しかったときのことを。
子どものときのことを。

誰が？
いつ？
どこで？
なにを？

どうして？

そしてなぜ？

こうしたことを考えることで、
心配をこころから追い払えます。
毎日時間をきめて
〝心配なこと〟を紙に書き出して
その解決法を考えるのもいいでしょう
心配するのはその時間だけにとどめ
他の時間はくよくよしないと決めること。

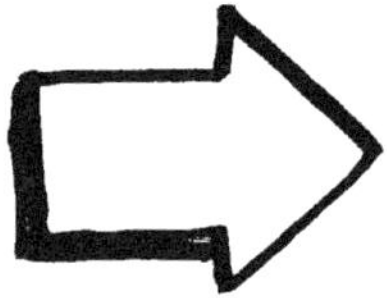

弟子になることのすすめ

誰かに師事することは
このうえなくよいことですし
自分で自分なるものの
弟子になってみることも大切です。
たいていの人たちは
セルフ・コントロールの訓練を
これまでに
一度も十分にうけたことが
ないのです。

こういう経験を
人生のはやいうちにしておくと
それはやがて
あなたの人格の一部となることでしょう。

トラブルについての四つの法則

一、まずくなる可能性のあるものは、かならずまずくなる。

二、トラブルの処理能力が増せば、それだけトラブルも複雑になっていく。

三、どんなトラブルにも、解決策はたくさんある。

四、すべてのトラブルは、かならず解決する。

ひとりぼっちになることが大事

こころとともに
ひとりぼっちで
できるだけたくさん
自分の時間を
自分の空間で。

祈るときと感謝をあらわすときのルール

祈るときには
すべての生きているもののために。
感謝をあらわすときには
すべてのもののために。

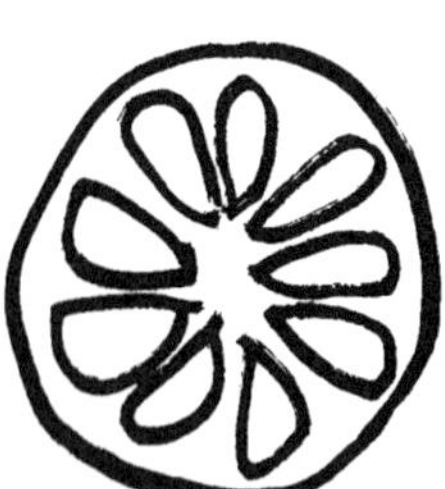

満足を知るためにやっていいことと
やってはいけないこと

一、不平を言わない。だれかの不満の種にならない。
二、ひとつのことをくよくよと、いつまでも考えない。
三、自分の分け前を、他人のものとくらべたりしない。
四、過去をふりかえり「あのとき、ああしておけば」などと絶対に言わない。
五、明日のことを気にしない。
六、自分が大いなるものに守られていることを知る。
七、ひとを見るときには、よいところをさがす。
八、やさしい気持ちで行動する。
九、いついかなるときも、素直で、正直に、正しいことを行なう。
十、どんなに小さなことでも、どんなに大きなことでも、やるからにはベストをつくす。

欲望とのクールなつきあい方

「ほしいもの」と「必要なもの」との大きな違いを学びましょう。
ムダづかいをしてませんか?

わざわいを福に変えるには

各種のわざわいは
次のような不快な感情が
つもりにつもったときに
もたらされます。

イライラ
カッカ
クヨクヨ
ドキドキ

ハラハラ
ヒヤヒヤ
ガッカリ
ゲッソリ
などなど。

人生に対する確信
信頼、自信、勇気、希望
喜び、平安、愛などなどを
かわりに自分のものにしましょう。
あなたをイライラさせたり
ドキドキハラハラさせるような人が
もし周りにいるとしたら
その人からできるだけ離れているように。

元気になるには

やんだこころが自然にそむきます。
健康なこころは自然にさからいません。
できるかぎり自然に近く生活しましょう。

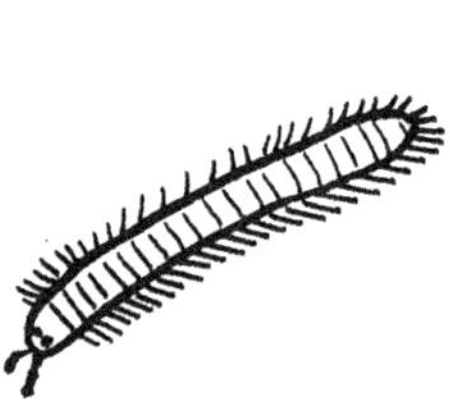

あたたかさというエネルギー源

目をとじてください。
そして頭上に太陽のあるところを
想像しましょう。

あなたのからだに
さんさんと日光がふりそそいでいます。
背骨が
脚が
からだのいたるところが

ポカポカして気持ちいいと
想像してみてください。

そうすると
あなたのからだに
あたたかみとエネルギーが
わいてくるはずです。

地球とのつきあい方

アスファルトでおおわれていない地面や
草原の上を歩くと
あなたは急速に自然に近づきます。

地球のエネルギーがからだに伝わり
からだにあふれ
からだを丈夫にし
各種のわざわいにまけない
もっと強いあなたをつくるでしょう。

太陽とのつきあい方

太陽、それは
わたしたちの宇宙の中心。
とくに夜明けと日没の時間は
大いなるものが
重要なことを教えてくれる貴重なとき。
なにもすることなく
ひとりで
もしくは友人と
その瞬間を待ってみましょう。

こころの平安がほしいときには
ぜひ
よい場所で
燃えるオーラをじっと見つめましょう。
そのとき
大いなるものが
内なる声で語りかけてきます。

太陽だけは
どんなときでも自分に笑いかけてくれていると
単純に信じているだけでも
きっといいことがあるはずです。

月や星とのつきあい方

地球上のすべての生きものが
月や星の影響をうけています。

わたしたち人間も、もちろん
肉体的、精神的に
月や星の影響下にあります。

月の満ち欠けを毎日観察していくうちに
あなたにとっての
良い周期と悪い周期を
見つけることができるはずです。

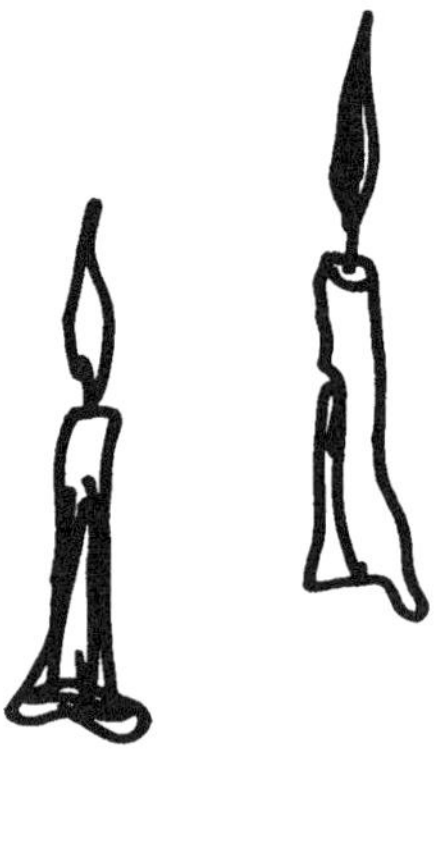

わたしは誰なんだろう？

わたしとは
わたしの入っているこのからだのこと。
わたしとは
わたしが食べているもののこと。
わたしとは
わたしが身につけているもののことだし
わたしの部屋であり、わたしの家のこと。

生活空間のすべてのことであり
この星、そして、宇宙いっさいのこと。

つまり、わたしとは
この宇宙の一部であるとともに
宇宙がわたしの一部なのです。

自然なリラックス！

いつでも時間のあるときには
ほんの十分か十五分でよいから
戸外《おもて》に出て空を見あげてください。

暖かくて気もちのよい日には
太陽を背にうけるような姿勢で
どこかの芝生に横たわり
まぶしい光が眼に入らないようにして
空をのぞきこむようにしてください。

窓辺に腰をおろし、ただ
空を見あげるのもいいでしょう。

数回深く呼吸をして
そのあいだにできるなら
こころを
すっかりからっぽにしておくこと。
きっと深いところから
リラックスが訪れます。

周期《サイクル》について

自分の中にある
いいときと悪いときのサイクルに
したがいましょう。

人間はずっと働きつづけられるものでも
ずっと成長しつづけられるものでも
もちろんありません。

ときには、休みが必要です。

自然に生きるとは

わたしたちは生きています。
太陽の動きのように規律正しく
月の満ち欠けのように順序よく
星の運行のように真面目に
わたしたちは生きています。

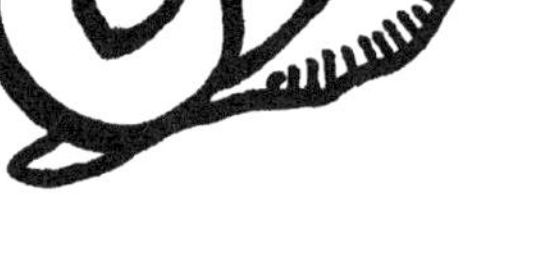

からだの中の不思議な力

病気やケガを
内側からなおす力があります。
こうした自然治癒《ちゆ》の力はすべて
ひとりひとりの中に
はじめからあるのです。

健康的に考えるようにしましょう。
そうすれば
もっと健康的になることができます。

自然があなたを治癒する

あなたの中にある
やまいをいやす力にこころを開くだけで
その力は、あなたの中に満ちてきます。
まるで
枯れた井戸に泉がわきでるように。

あるがままに

ほんとうのくつろぎは
あなたの内側からやってきます。
あるがままにまかせること。
あるがままに。

からだの内と外をきれいにするには

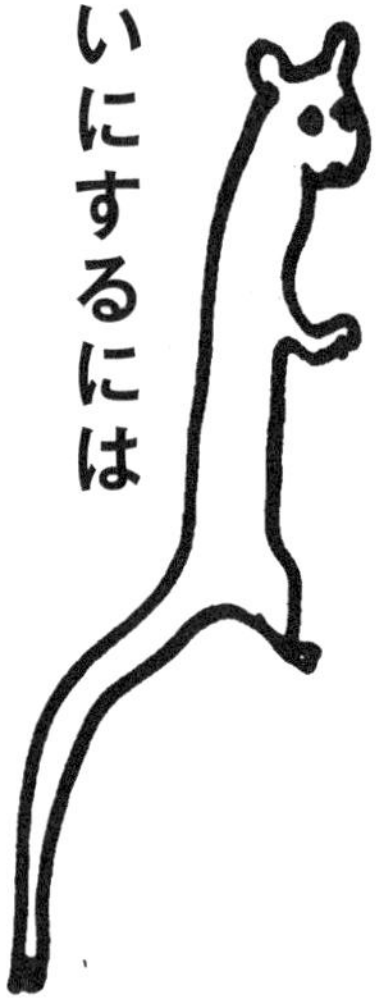

まず
自分の部屋や家の中をそうじして
きれいにしましょう。

そうすると
こころの中もきれいにそうじされます。

生きるとは生かされること

生きるとは
環境のすべてをからだにとりいれること。

水と土と日光と空気と食物の
ありがたさに気づくこと。

科学で自然をつくれるでしょうか。

生きるとは
ただ自然に生かされているだけのこと。

環境をつくっているのは誰なのか

自分がどういう環境で暮らしているか
そのことを知ることが
正しい生き方には必要です。

だから
調和のとれた環境をつくりたいものです。

どこか
環境によくないところがあったら
誰でもない自分を責めること。

くせや習慣の秘密

自分のくせや習慣を改めることで
はじめてひとは
健康状態を改善することができるのです。

姿勢の奇跡

どんなに疲れていても
姿勢を正すことで
人はシャキッとして
生き生きとなることができます。
いつでも気がついたときには
自分の姿勢について意識してみること。
せすじをのばして
まっすぐ歩きましょう。
姿勢がよくなれば
病気は
半分なおったと言われるくらいです。

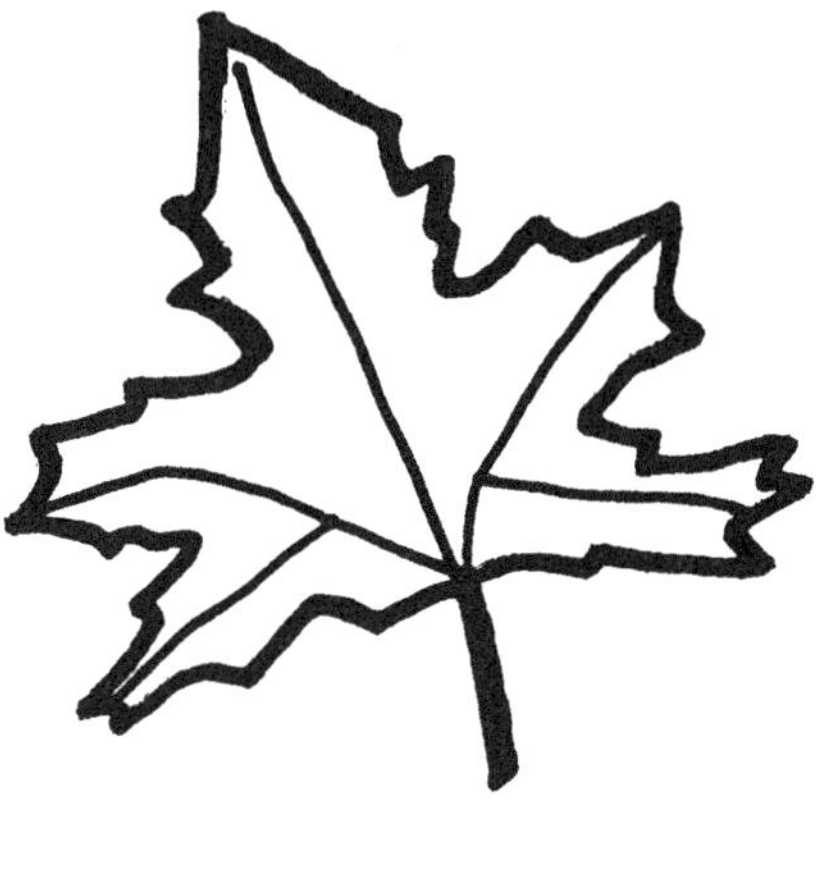

姿勢をととのえる五つの技法

一、背骨をまっすぐに。

二、肩を少し張るようにうしろにひいて。

三、下腹部のあたりに力をこめて。

四、上体をゆるやかに。

五、最後に、下肢になるべく力を入れて。

感謝のこころを育てよう

自然への感謝のこころを育てるためには
わたしたちの周囲にある
自然の奇跡と美しさを鑑賞し
驚きを感じるひとときを
毎日すこしでももつようにしたいもの。

空、山、海、太陽、雲、風、雪、雨、雷など
すべての自然現象のすばらしさを味わうこと。

生命の奇跡に対する驚きを感じる力を
自分の力で回復させましょう。

自分の時間とは

あなたがお金をかせぐのに忙しくて
自分でするひまのないことを
あなたにかわって
やってくれる人をやとうために
なぜあなたが
わざわざ
さらに忙しく働いて
さらにお金を
もっともっと
かせがなければならないのですか？

議論をする前に

議論はさけましょう。
聞かれたことにはこころ《ハート》で答えましょう。

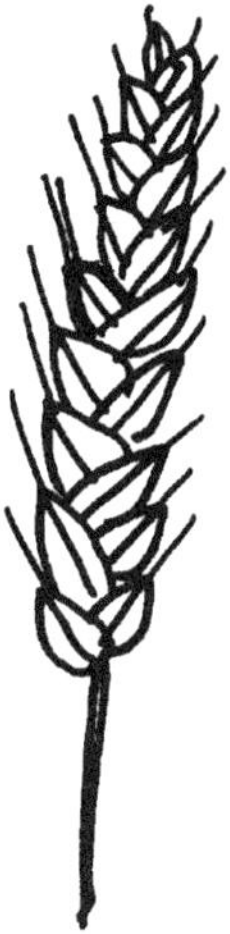

戦争について知っておくべきこと

戦争は、もはや
このような時代ともなると
それをつうじて平和を獲得するための
手段にはなりえません。

平和がもたらされるとしたら、それは
精神的なものを通じてのことであり
思いやりとやさしさと理解と美しさ
そして愛を
忘れることができません。

なにかを決めなければならないときには

なにかの価値判断をするときは
そこに「美しさ」があるかどうかを
まず
考えてみることをすすめます。

水について—1

この世界は
三分の二が水。
地球も、人間のからだも。
水は、汚れていてはいけません。
水は汚してはいけません。

水について―2

自然《ナチユラル》で汚されていないものを
内用にも外用にも。

ジェーン・フォンダ女史の食事哲学

「食物連鎖の低位のものを食べましょうね。」

（次ページの食物連鎖の項参照）

食物連鎖のなかのあなたの位置

食物連鎖とは、
エコロジーの言葉のひとつで
つまり、生きものは
それぞれ食べるものがきまっていて
捕食し、捕食される関係を
順ぐりにくりかえして
鎖状につながっているということです。

食物連鎖の低位のものを

食べているほうが
潜在的に有害な汚染物質を
からだの中に蓄積することも
少ないのです。

植物を食べるほうが
植物を食べた動物を食べるより
まだマシということでもあります。

なにか腹にたまるものを食べないで

「正しい食事」と
「なにか腹にたまるもの」とは
まったく別のものなのです。
食べることと宇宙の愛は
どうしようもなくひとつであり
またそうでなくてはならないものです。

自分がなにを食べているかを
もし知らないでいるなら
なにも食べないでいる方が
ほんとうはずっとからだにいいようです。

オーガニックでありつづけるために

オーガニック――有機的な――
その言葉の意味していることは
成分が生きている、ということ。

人間はオーガニックな存在だし
自然も
地球も
宇宙も
オーガニックな存在です。

死んでいるものから
生きているものをつくれるのは
植物だけなのです。
オーガニックなものを
食べましょう。

理想的な食べものとその食べかた

その食べものを愛している人の育てたもの
それが最高においしいのです。
愛がその中にエネルギーとして
こもっているから。

料理をする人が
その食べものを
同じように愛したとしたら
さらにおいしくなるでしょう。

あなたがどこかの食卓で
料理のお皿をとってくれたとたのまれたり
ごはんをよそってあげるときには
おしげなく愛のバイブレーションを
こめてみてください。
お金がまったくかからずに
気分がよくなります。

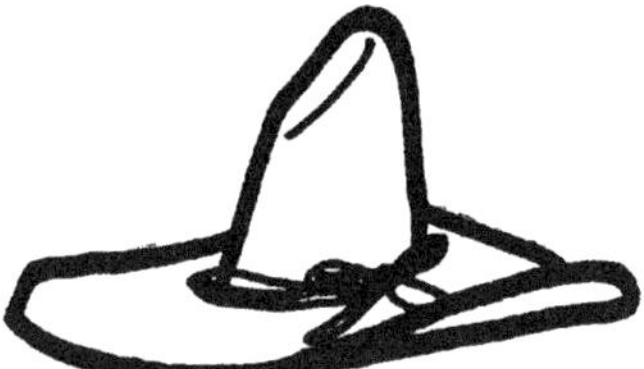

なにを食べるかについての五つの法則

一、なにを食べたらよいかは、土地と時節とその人の体質によって異なる。

二、なるべくその土地、その季節にできるものを食べる。

三、なるべく一物全体《まるのまま》を食べる。

四、北になるほど、寒くなるほど、よく働くほど、塩と油気をふやすのが好ましい。

五、どんなかたちであれ、化学薬品や放射能の影響をうけていないものを選ぶ。

加工食品はこう見ましょう

ほとんどが
健康よりも
利益を優先させる企業の製品であると
知っておきましょう。
利益優先のそうした生産方法は
ひどく自然に反しています。

食物の理想を高く求めてみること

自分の住む土地に産するもの
それを食べるのがいいのです。
理想をいうなら
自分で育て
自分で漁や狩りをして
それを食べるのが最高です。
いろいろな事情で
それもかなわないときには
現在住んでいる地点を

世界の中心と見立てて
仮にいく重にも環状線を描いていき
その最もちかい圏内に
目的のものの生産地を
求めるようにこころがけること。
求める材料の種類によって
第一圏内で生産されない場合には
やむをえず第二圏内、第三圏内と
順次遠くに生産地を求めること。
せめて自分の食べるものが
どこでつくられているかぐらいは
知るようにこころがけましょう。
環状線はなるべく密度をこまかくして
一足とびに遠来のものを求めることは
できるだけさけるべきでしょう。

バランスをとるための食べものを二つに分類すれば

一、あたたかな土地に育ち、どちらかというと多く水分をふくみ、地面よりずっと高いところについている果実や葉のように、味や香りの強い食べもの。

二、寒い土地に育ち、ずっと水分が少なく、地面に近いところで大きくなるか、地面の下で大きくなる根や茎や種のように、塩気とにが味のある食べもの。

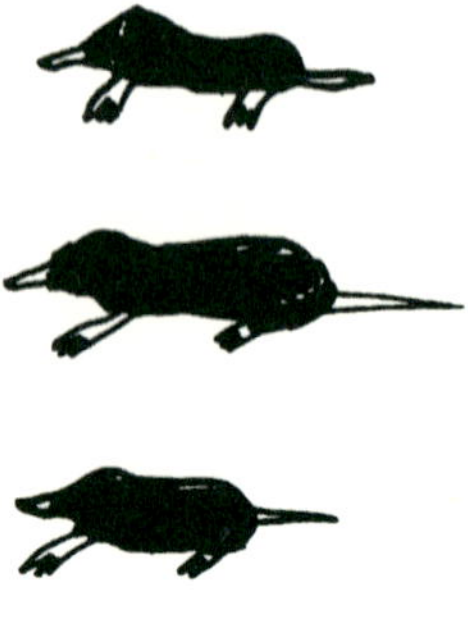

ひと粒の宇宙を食べてごらん

ひと粒の穀《こく》もつはそれじたいが種子《シード》
であり、果実《フルーツ》です。
植物としての「はじまり」から
「おわり」までが
そこにすべてふくまれます。
ひと粒の穀もつは
だから、それだけで
一個の宇宙なのです。

セブン・ベイシック・フーズ
基本的な食べもの

一、全粒穀物《ホール・グレイン》で、宇宙の力を。
二、緑や黄いろの野菜で、太陽の力を。
三、茎や根菜類で、月の力を。
四、豆類で、大地《アース》の力を。

五、海産物で、海の力を。

六、種子や木の実類《ナッツ》で、火の力を。

七、果実類で、星の力を。

イスラムの言い伝え

「怒りながら食べるものはすべて毒に変ってしまう」

調理につかう火の理想とは

まきを燃やすのがベストです。
北国ならナラの木でも
ストーブでパチパチと燃やして。
南国なら木炭の火がいいでしょう。
ガスが使えるなら便利だし、それで十分。
石炭はくさいし
魅力的じゃないけど
使えなくはない。
それらにひきかえ電気や電子レンジは最悪です。
放射能や電気の力は
食物の分子をこわすか弱め
それは決してからだにいいものではありません。

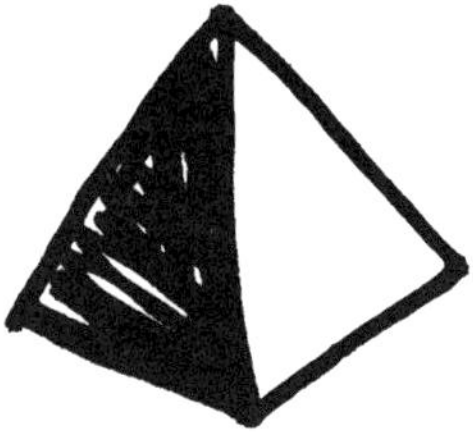

有害な物質（砂糖・化学調味料・添加物・化学洗剤などの）についてのほんとうのこと

有害な物質はほんの少量でも体内に入れると大量にとったのと同じくらいの悪い影響を与えます。

買い物（食料品の）に行く前に

買い物に行くときは
食事のあとにしましょう。そうしないと
食べ物を買いすぎるからです。

成分表に目を通し
添加物や保存料、漂白剤の入っているものは
さけるくせをつけましょう。

スライスされたものはなんであれ

割高になっています。

缶づめのベビーフードはやめにして
ふつうの食べものをすりつぶしましょう。
買い物は計画的に。

食べものは量より質を。
みそ、だし、しょうゆなど毎日使用するものに
お金をぜいたくにかけること。

買い物（道具やモノの）に行く前に

あなたが買おうとしているものは
ほんとうに必要なものですか？

もしほんとうに必要なものなら
品質が良くて
長持ちし
資源を濫用《むだづかい》しないものを
よく考えてえらぶこと。

食品添加物についてのある真実

食品添加物の量がふえればふえるほど
その食品が消費者《あなた》に届くまでの時間がおそくなり
当然、栄養価は低下していきます。

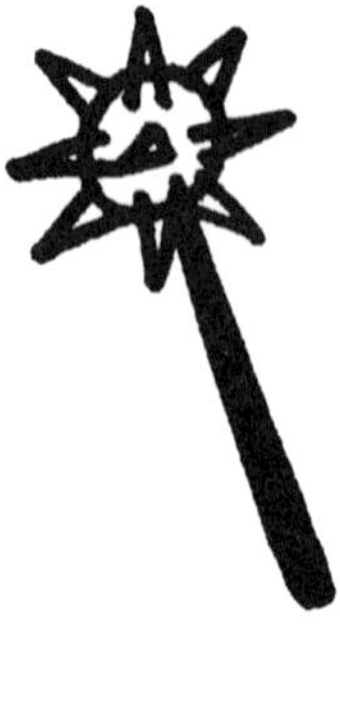

カルシウムについて
日本列島に暮らす人が忘れてはならないこと

日本に暮らす人の大部分は
カルシウムが不足です。
しっかりしたからだをつくるには
カルシウムが欠かせません。
イオン化されたカルシウムがいちばん。
カキの殻からつくられたカルシウム粒でも。
カルシウムの不足だけには
いつも気をつけておくこと。

まな板のとりあつかい方についてのちょっとした考察

一回使うごとにきれいにふいてください。
動物性食品を調理するときには別のまな板を用意しておくこと。

アルミニウムの調理具は危険です

安くて軽いアルミニウム製の調理具は
有毒物質を出すので
使用はさけたいもの。
ガラス製　パイレックス製、鉄製　陶製
もしくはステンレス・スチール製の
調理具を選びましょう。

電気製品に関する実際的なおぼえ書き

マイクロウェーブ・オーブン（電子レンジ）
カラー・テレビ
電気カミソリ
ヘア・ドライヤー
電気毛布
電気ハブラシなど電気を使用するものは
体に近づける機会を
できるだけなくすか
最小限にとどめること。

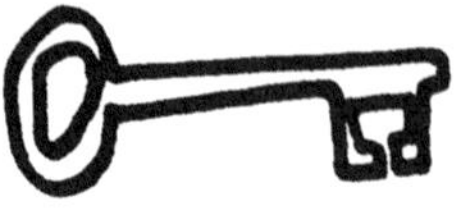

寝具の正しいとりあつかい方

かたいふとんかマットレスをぜひ。
機会あるごとに陽にほすのが
それをつかうものの義務でしょう。
シーツ、タオル、枕カバーなどは
できるかぎり木綿でできたものを。
ベッドはからだによくありません。

サングラスと生きるエネルギーの関連

生きるエネルギーを弱めます。
よっぽどのときにしたいもののひとつ。

ハイヒールでいつまでも歩いていると

ストレスの大きな原因となります。
生理的なバランスをみだしてしまうのです。
足もとには
とくに注意してください。
どういう靴を選ぶかが
人生を左右するのです。
裸足にちかいもので
軽くて
はいていることを
忘れることのできるものを。

口紅について知っておくべき

あなたの口紅に
もし石炭のタールがふくまれていたら
それはとても危険です。
化粧品はぜったいに
成分の自然なものをえらぶこと。

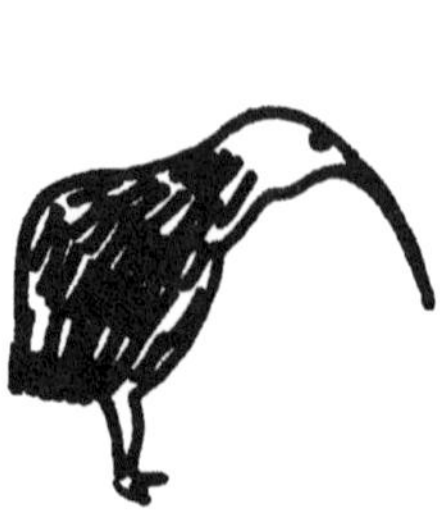

自然のくれる化粧水（肌、首、顔の）

へちまの汁かキュウリの汁、もしくはキュウリのスライスを。

いい家具ってなんだろう?

自然木のものが一番望ましい。
自分でつくったものであればなおさら。
思い出はお金では買えません。
古くなればなるほど
価値は高くなるはずです。

色彩についての若干のアドバイス

色は人生で重要な役割をはたします。
洋服の色、壁紙の色などで
気分がすっかり変わってきます。
色の選択には、細心の注意を。
自分の色を持ちましょう。

ベンジャミン・フランクリン氏の健康の法則

足をあたたかく、頭をつめたく、
腸はからっぽに、こころをきれいに。

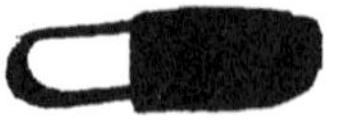

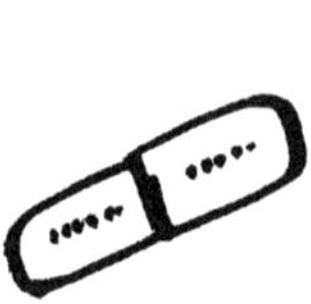

昔のトルコの健康法

足は熱く、頭はつめたく、食事に気をつけ、深く考えるな。
――ナスレッディン・ホジャの言葉

着るものについての四つのルール

一、肌着は木綿（100％コットン）のものを。

二、季節、気候に合わせて服をえらび、寒いと感じない程度に、薄着をすること。

三、からだに圧迫感のない服をえらぶこと。

四、合成繊維、毛織物などが、直接肌にふれるような着かたはさけること。

高度のこと

あまり高度の高い土地に暮らすことは
すべてのひとにすすめられません。
とくに年をとった人たちが
仕事を引退してから高い山で暮すのは
命を短くしてしまうことも考えられます。

空気についての健康的な考察

冬の間は、夜ねむるとき
窓をしめておきましょう。
冷たい空気は
感じやすい鼻や喉の粘膜に
よくありません。

でも他の季節には
新鮮な空気こそが健康の源となります。

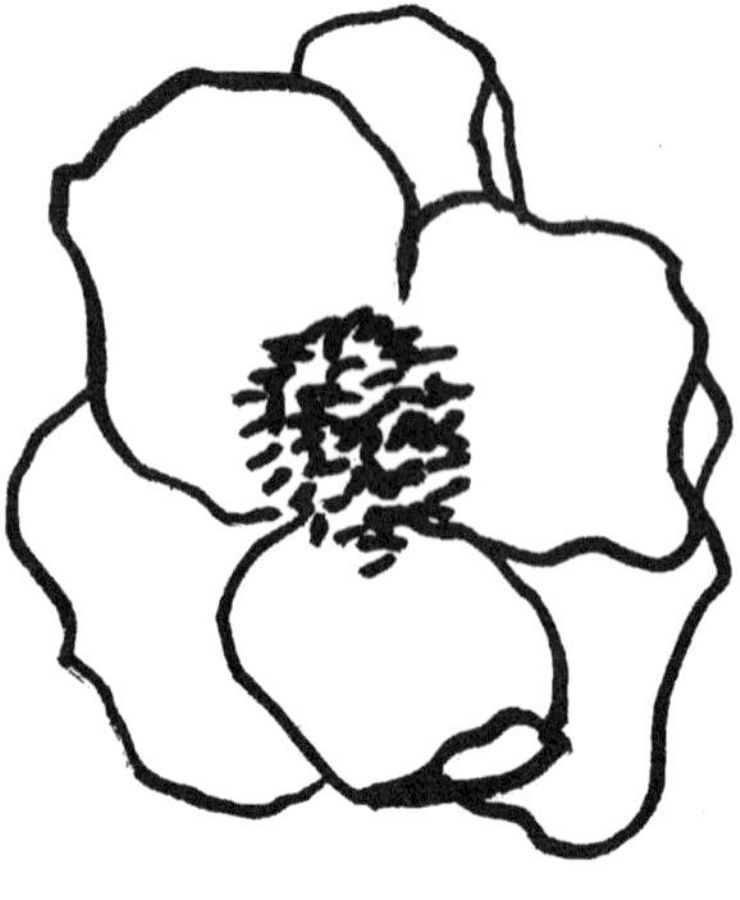

煙《けむり》（タバコ、シガーなど）の話

煙の臭いがいやな人は
お皿に酢を入れて喫煙者のそばにおくこと。
タバコ類がからだによくないのは
言うまでもないことです。
特別のときだけ
儀式として吸うようにしてみましょう。

音楽は内側からあなたを癒《いや》す

これこそが病気をなおす魔法のひとつ。
気分をよくしてくれる音楽を
えらんで聴きましょう。
きっと健康からくる生き生きとした感じを
自分のものにできるはずです。

観葉植物とは、ぜひ友だちになりましょう

空気をフレッシュにし
酸素の量をふやすためにも
家の中に「緑」を置きましょう。

自分の子供か、仲のよい友人
もしくは恋人のように接すること。
毎日声をかけるのがいちばんです。

階段のこんな使い方

階段をつま先でのぼりおりしてください。
足の筋肉がよく動き
その筋肉が肺にもよく働きます。
だからできるだけ階段を使いなさい。

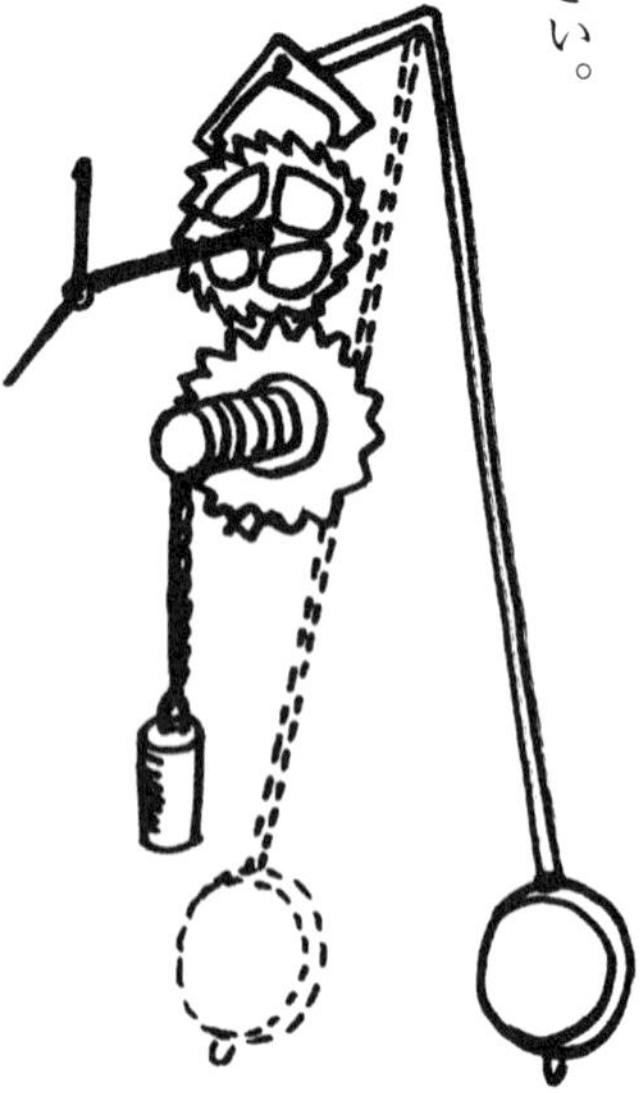

家をえらぶ五つの基準とひとつの希望

一、空気の流通がいいこと。

二、室内にも日光がよくあたること。

三、鉄やコンクリートの家よりもできるだけ木や石の家であることが好ましい。

四、できるだけ周囲に土があること。

五、近くにひとりになれる場所があること。

六、そして、東と西に出入口のあるものが好ましい。家にも太陽の道が必要だから。

お金についてのとても重要な四つの法則

一、正しいことをやっていれば、お金はかならず入ってくる。

二、正しいことをやっていれば、お金はすべて出ていく。

三、お金はそれじたい、エネルギーのひとつのかたち。

四、お金のない世界もある。

クレジット・カードを使うときに決して言われないこと

クレジット・カードで買い物をすると
いつまでも退屈でつまらない仕事をして働いていなくてはならなくなります。

クスリを飲むとき、飲まされるときに

どんなものでも
クスリは一時しのぎにすぎません。
原因をなおすようにしましょう。
クスリの代わりに
自然の薬草と、正しい食事を。

こころでまずはお茶を一杯たててみること

「一杯のお茶を、ちゃんとたてて出すことができるなら、
あなたにはすべてのことができるはずだ」

——イスラムの賢人の言葉

第二部　からだのレッスン

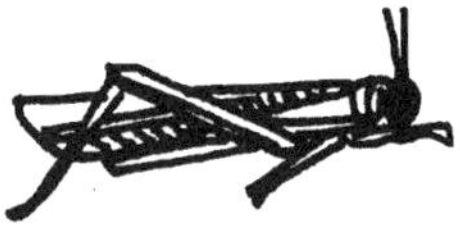

あるギリシャの賢人の有名な言葉

「わたしは食べたり飲んだりするために生きているのではない。
わたしは生きるために食べたり飲んだりしている」

人間をたとえてみれば

人間のからだは
中にたいへんな力を出す
機械をもっている
世界でいちばん重要な工場
とでも言うべきものなのです。

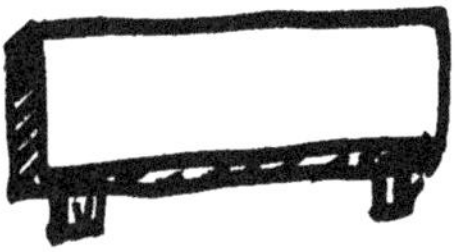

健康とは

健康とは
自然のバランスの中で生きること。
健康であるために欠かせない
大切なものをたくさん
自然があたえてくれます。

自然な食べものを
なるべく自然な状態で。

そして、たびたび十分な排泄を。

健康なからだの七つの特徴

一、からだががっしりしている。

二、姿勢がいい。

三、皮膚が生き生きしている。

四、目が澄んでいて、よく見える。

五、髪につやがある。

六、適当な体重がある。

七、毎日、規則的な排泄がある。

背に気をつけて

背すじがのびてませんよ！

背すじがのびていないと
思わぬケガや事故にあいやすいもの。
からだの不快の原因の多くは
姿勢の悪さにあります。

変な姿勢を長いことつづけていませんか？
それとも
靴が足に合っていないのでは？

からだの限界を知りましょう

それぞれのからだには
おのずからの限界というものがあります。
度をこした運転などはしないこと。
からだのいろいろな器官に
できるだけムリをかけないように。

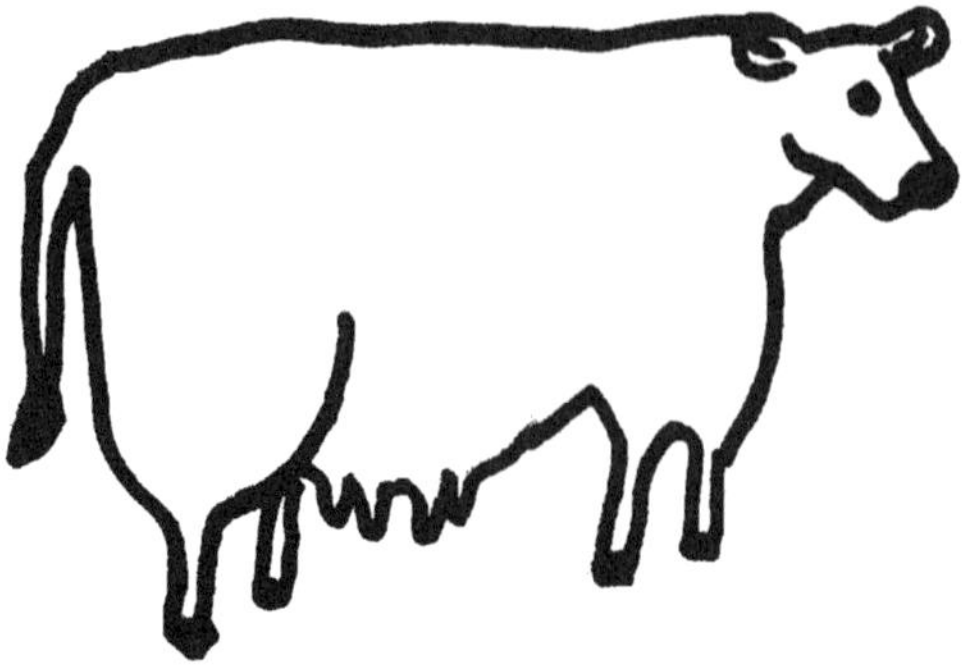

疲労で自分を知る

疲労は
体内にあらかじめうめこまれている
自然のバロメーターみたいなもの。
いつ休みをとったらいいかを
教えてくれます。
疲労は
程度の差こそあれ
病気の徴候と知っておいてください。
もし疲労が慢性的なものだとしたら

すみやかに一度検査をうけて
どこが悪いのか見つけておくこと。

かるい疲労感をとるには
かんたんな運動
――階段ののぼりおりとか――
すこし歩くとかして
血のめぐりをよくすればなおります。
また
熱い湯につけたタオルをかたくしぼって
かろうじてがまんできるぐらい
熱いところを
首にのせてください。
十五分もそうしていれば
きっと疲れはとれてしまうでしょう。

（ひまなときには）足のマッサージを

からだのすべての神経は
からだのなかをめぐったあとで
どれもが足にたどりつきます。
足のどのあたりに
こりやしこりや痛みが
あるかを知れば、からだの
どこの部分が疲れているのかわかります。

いつでもどこでも気がついたときには

親指のさきで
握りこぶしで
指を全部つかって
円を描くように
マッサージしてあげてください。

目へのやさしいいたわり

目が疲れたら、
目をなんどかしばたたかせましょう。
両手を熱くなるまでこすり合わせ、
手のひらを両目にあててやると、
目の緊張がほぐれます。
手先のこまかい仕事は、
昼間の明るいうちにやってしまうこと。
目が疲れたり
涙がでるまで仕事をしないこと。
ビタミンAの食べものが
目の健康には欠かせません。

目玉の訓練をやってみては

①小さな黒い点のようなものをえらんで、数分間じいっと見つめてください。こころをリラックスさせて。
②眼球を左にいっぱい回し、つぎに右にいっぱい回します。それからリラックスして前を見つめます。
③目玉を上に、それから下に（二回くり返す）それから、リラックスして前を見つめます。
④まぶたをやさしくとじて、リラックスしましょう。

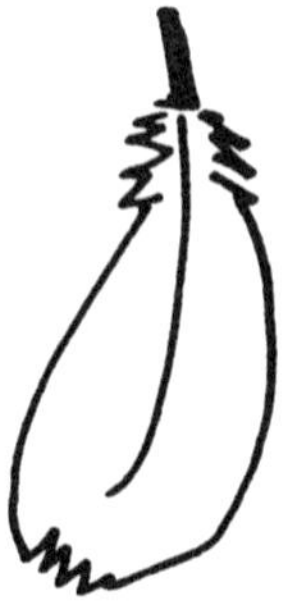

歯の使命と歯みがきの目的

歯は言うならば
神さまからおくられた真珠です。
その歯を守るために
欠かしてはならない大切な仕事が
眠る前の歯みがきなのです。
「ふつう」もしくは「やわらかい」
かたさの歯ブラシをすすめますが
「かたい」のが好みの人もいるでしょう。
かたさはさほど重要ではありません。

ただナイロンのブラシよりは
純豚毛のブラシの方がまさっています。

歯みがきの目的はただひとつ。
「食べものカスをとりのぞくこと」です。
デンタルフロスは、歯と歯の間のカスを
取りのぞくのに
強い力を発揮してくれます。

一日の最後の仕事として
歯みがきをしっかりやってください。
歯みがき粉は
サッカリンや合成界面活性剤を使用して
いないものの方がいいでしょう。

手のかくされたパワー

ひとの手には
たいへんな力があります。
手をあてたり
かざしたりするだけで
病気をなおす人もいます。
食事の前、外出から帰ったときなどには
手をよく洗いましょう。
そばにいるひとと手をつなぎあうことで
生命エネルギーの交換もできます。

血はどうあるのが望ましいか

血液はよく水の流れにたとえられます。
血はきれいであればあるほどいいのです。
バランスのとれた食事
十分な空気
適度な運動
こころゆくまでの休息が
血をきれいにします。
また、すべてのフルーツは血をきれいに
する働きをします。
とくにイチゴのたぐいは。

心臓とのつきあいかたを知っておくこと

心臓にはやさしく、親切に。
きっと長いこと「あなた」のために
働いてくれるでしょう。
過労は禁物。
安息の地とは
心臓《ハート》のあるところなのです。

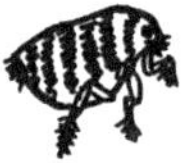

肝臓への積極的ないたわりを

肝臓はからだの中で
最も重要な器官のひとつ。
血の汚れを濾過《ろか》し
からだによくないものを
取りのぞいてくれます。
脂肪分を少なくすることで
肝臓にやさしくしてあげましょう。

油をつかった食べもの

アルコール類、スパイス類は
なにとぞほどほどに。
肝臓のトラブルには
以上のほか
白砂糖
紅茶、コーヒー
漂白してある小麦粉も
さけましょう。
タンポポ・ティー
新鮮な緑の野菜サラダなどが
ともかく最高です。

からだの調子の悪いときの忠告

からだの調子の悪いときは
その日丸一日断食をして
からだの各部を休めてあげましょう。

内臓がよく働くときは

こころが幸福であるとき。

怒っているときは、食べないのがいちばん。

そういうときには

日本茶もしくはペパーミント・ティーを

まずは一服。

胃には胃ぐすり、この考えが命とり

胃はたいへんに強い器官ですが
扱い方が悪いとたんに調子をくずす
敏感な器官でもあります。
ゆったりと
おちついた雰囲気の食事を。

食後はすぐに働いたりしないこと。
とくに精神的な仕事はいけません。
ごろりと横になるのもよくありません。

いちばんよいのは
胃が落ち着いてからすこし散歩をすること。
それから、いつもの仕事へ。

ときどき一日断食をするのも
胃へのやさしい思いやり。
なんでも胃ぐすりを飲むのは
かわいそうというものです。

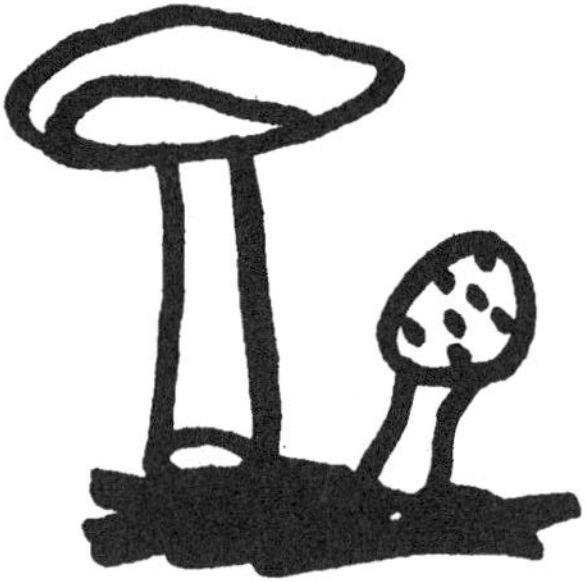

唾液は生命力のバロメーター

なぜ食事をするときに
かめばかむほどいいと
言われるのでしょう。
最低五十回かめ、と言う人もいます。
これは
食べものと唾液を
よくまぜあわせるためで、
これによって消化を助けるわけです。
また唾液には

ケガや病気をなおす
偉大な力もあります。
よく切り傷をなめて
なおしてしまう人が
いるではありませんか。
東洋に起源をもつ医学では
毎朝、唾液を口いっぱいにためて
それを三度にわけて飲みほすことを
秘伝の健康法として
すすめているものもあるくらいです。
エネルギーあふれる赤ん坊はいつも
唾液を口からあふれさせて
いるものです。

病気に対する姿勢は
根本的に改められねばならない

病気をなおすよりも
病気にかからないように
しておくことです。
つまり
いつでも、どこでも
正しく食べること。
からだの各部位が
きちんと動くように
しておくこと。

呼吸をする六つの法則

一、朝起きたときと夜寝る前は、欠かさずに、そして機会をみつけては、数分でも、清らかでおいしい空気に親しむこと。

二、温かい空気より、むしろ冷たい空気を。

三、長く、深く、静かに、姿勢正しく。

四、意識的に、腹式呼吸をすること。

五、まず、からだ中の悪い気を、もう吐き出せないと感じるまで吐ききってしまうこと。

六、吸うときは、宇宙に満ちている愛と生命力を吸いとるところを想像すること。

からだを丈夫にする運動の四つの原則

一、ゆったりと、からだの動きを意識しながら、運動すること。

二、限度をこえた、無理な動きをしないこと。

三、からだを痛めたり、やりにくかったりする運動より、気もちよくてやりやすい運動の方をよけいに。

四、呼吸にあわせてからだを動かすこと。力を入れるときには、まずひとつ深く呼吸をして。

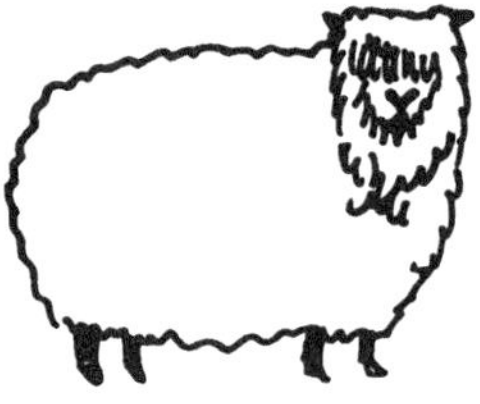

運動についての考え方

床みがき、窓ふき
そうじ、洗たくなどもふくめ
できるだけ
活動的な生活を送りましょう。
一日三十分から一時間は歩きましょう。
できればシンプルな服装で戸外に出て
草の上
土の上
ビーチなどを裸足で。

戸外で、ひとりでできるスポーツを
なにかひとつでもつづけましょう。
ヨガ
太極拳
合気道
導引
気功法など
東洋起源の系統だった武医道の
トレーニングもいいでしょう。
屋内での運動は
なるべく窓をあけはなって
からだ中の空気を入れかえたいもの。

水に浮くことの効用

あおむけになって水に浮いていると
からだのアンバランスが修正され
いつの間にか姿勢がよくなります。

重いものを持ち上げるとき

なんであれ
重たいものを持ち上げるときには
まずひとつ深呼吸を。
そして正面にしっかり腰をおとしてから
持ち上げるようにすること。
腰や背骨をいためないためにも。

歩く

歩くときは
誇らかに
胸をはって
自然の音楽に歩調を合わせて
ひと足ひと足を自然への祝福として。

歩くとき

両手になにも持たないように。
ショルダー・バッグやデイ・パック
リュックサックを利用してください。

手がふさがっていると
歩くことから注意がそれ危険です。

手は親指をなかにいれて
かるく握っていてください。

散歩がなぜ必要でしょうか

森や林の中を歩いたり
野原や花園を歩くこと。
小鳥の声に耳をかたむけてください。

木々をつたわってくる
風の匂いをかいでみてください。

静かなところを歩くと
ゆっくり、神経が休まっていきます。

バックパッキングを強力に推薦するの弁

春、秋の年二回
もし事情がゆるすなら
ひとりで
あるいは友人と
また夫婦で
家族で
一週間くらいの
徒歩旅行《バックパッキング》にでかけてみましょう。
きっと愉快な体験になるはずです。

風邪がからだを通りぬけやすくする

固形物を食べるのをやめます。
レモンをしぼったものと
ハチ蜜にぬるいお湯をつぎ
何度も飲みましょう。

ビタミンCのふくまれる柑橘類《かんきつるい》
ローズヒップ・ティーなどを
たびたびとるのも効果的。

冷えからきた風邪には
次のようにしてください。

バケツのようなものにお湯を入れ
ひざから下をつけ
さめたら少しずつさし湯をし
最後はちょっと熱いくらいまで
温度をあげます。
途中でつめたい水に足をつけるのが
効果的で
十分ほどで汗が出るほどあたたまります。
かわいたタオルでよく足をふいて
静かにぐっすりと寝てください。

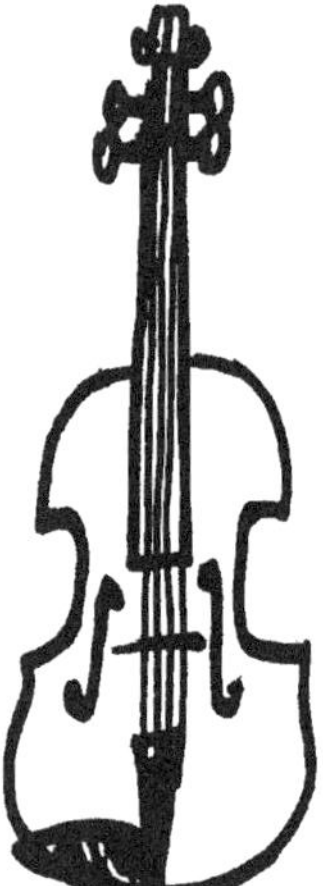

鳥目になったら
鳥のようにヒマワリの種を食すべし

うすぐらいところでよく見えなかったり
明るい光にがまんできなくなったり
目がチラチラするようなときは
ビタミンの中でも
ビタミンAがとくに必要です。
一日に片手いっぱいのヒマワリの種を
食べましょう。
ニンジンもけっこう。

精神障害《ナーバス・ブレイクダウン》にならない法

精神障害は
次のような原因でひきおこされます。
いらいら
くよくよ
おそれ
ねたみ
しっと
不安
満足できない性生活。
公園を散歩してみてください。
いつでも明るくふるまうこと。
意識してほほえんでください。

貧血に悩むひとは

爪先立ちをときどき
あるいはかんたんな運動を。
足の一分間マッサージを
気がつくたびにするように。
ビタミンB_{12}がたりません。

虫にかまれたら

冷たい牛乳
もしくは、アンモニアを水でうすくしたもので
虫にかまれたところをふいておくこと。

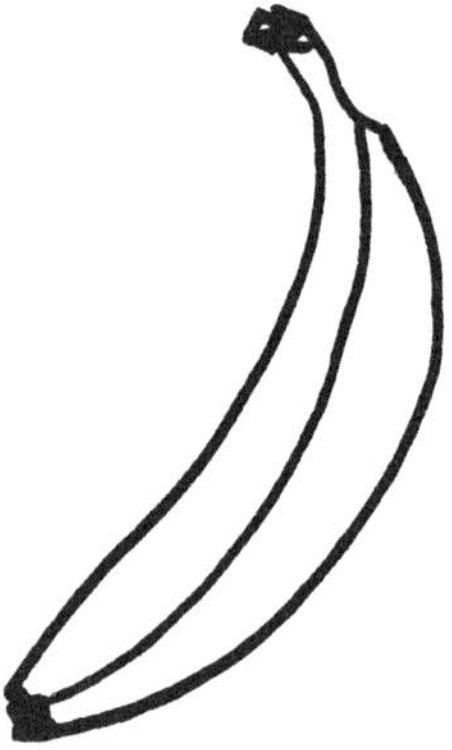

熱さまし

熱さましには
ラズベリー・ティーがいいようです。
アルコールで
からだをマッサージすることでも
熱は下がります。
日本では古くから
多めの大根おろしとしょうがのおろし汁
もしくは梅ぼしを少々に
熱いばん茶をそそぎ
しょうゆでかるく味つけをしたものを
茶のみに一杯のんで解熱剤としたそうです。

あくび・のびはおし殺すべからず

あくびやのびは
何回もした方がいいのです。
ちぢんだからだを
のばしてあげるためにも
ぜひ、一日にいくどとなく
あくびやのびを。

背骨の緊張をとく秘法

床か
かたいふとん
もしくはマットレスに横たわり
ひざから下をベッドや椅子にのせて
しばらくゆったりとします。
それから足をおろしてください。
ね？

爪をかむひとはこういうひと

爪をかむのは
カルシウムが足りないときが
多いようです。
もしカルシウムが足りているときなら
神経がいらだっているか
落ちつかないか
退屈しているかのどれか。

爪をかまないでいられるように
自分を訓練することです。
手にちり紙か何か持つように。

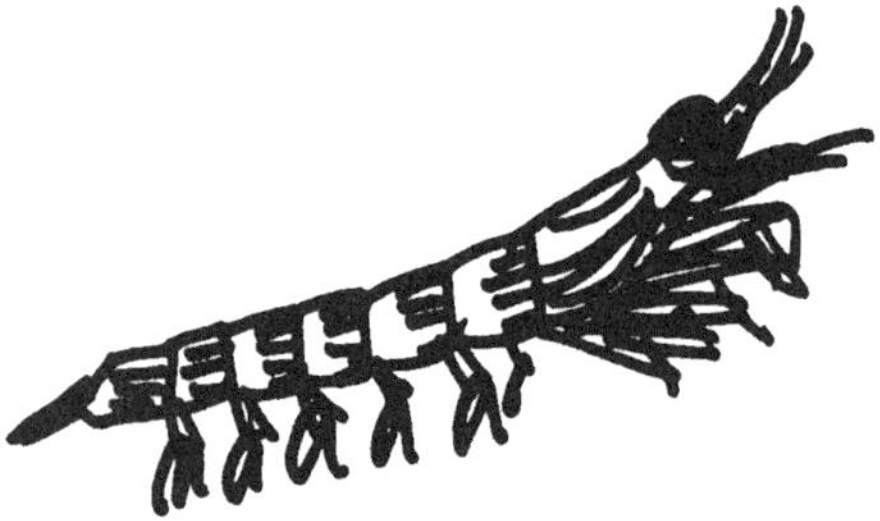

話すときのこころがけ

ゆっくりと話しましょう。
ひくい声で
もの静かに。
そうしないと
あなたは
自分の神経を痛めつけていることに
なります。
大声で話すと
エネルギーをロスするのです。

ストレスにやられるまえにすべきこと

ストレスはさけるべきもの。
あなたと
あなたのまわりの世界とが
うまく連動するようにこころがけましょう。

連動がうまくいかなくなってきたら
それはそろそろ自然のなかに
エネルギーの充電にいくときがきている
という警告です。

美肌術・美顔術

レモン・スライスのパック。
そして
レモンの汁によるマッサージが最高です。
レモンがよく肌をひきしめてくれるでしょう。
ときどきは、
海塩を入れた風呂に入ってください。
からだのなかの海が
それを必要としているのです。

入浴に関する法則

あまり冷たいシャワーやお風呂を
突然浴びないこと。
どうしても冷たい水を浴びたいときは
水の温度を少しずつ下げていくように。

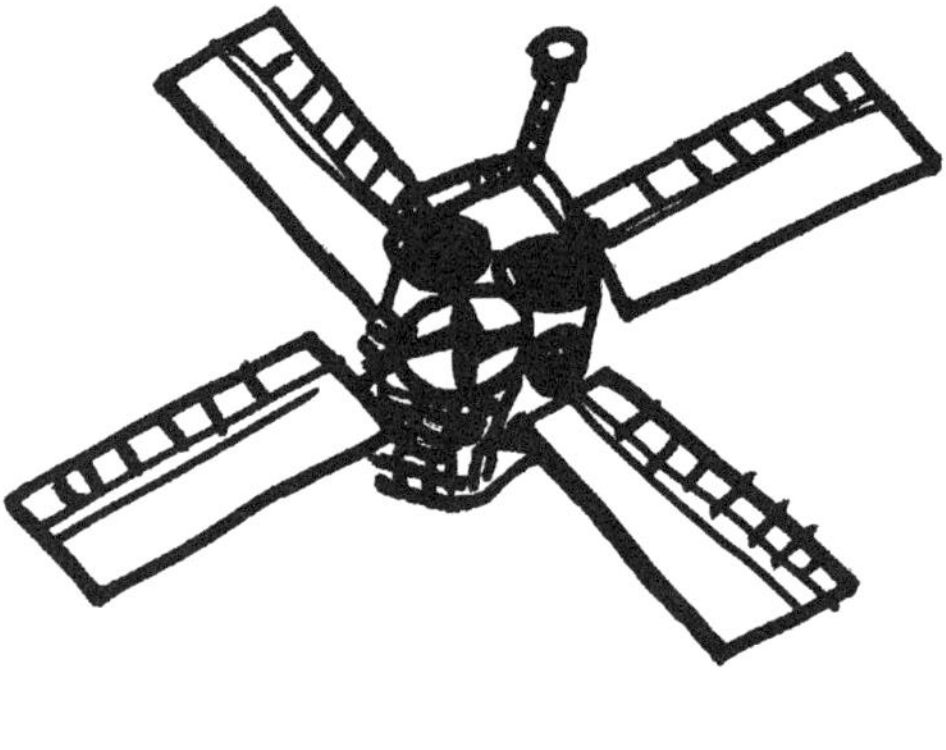

シャワーで一日をはじめることのすすめ

朝起きたらすぐシャワーをあびるのが
カリフォルニア・スタイル。

こういう一日の始め方も楽しいもの。
シャワーをあびたあとは
なにを見ても楽しくなるでしょう。

日光浴についてのおぼえ書き

できるなら
全裸がこのましい。
全身の神経組織にもよく働きます。
太陽光線はからだの細胞にきわめてよく
病気をやっつけてしまいます。
でも一度にたくさん浴びないこと。
皮膚ガンやヤケド
なんてこともありますから。

干葉湯《ひばゆ》は魔法のお風呂なのです

新鮮な大根の葉を陰干しし
茶色くカラカラになるまで
乾燥させたものを
いくつかまとめて木綿の袋に入れ
お風呂に入れてください。
体をあたため
皮膚のトラブル
婦人科系の病気の治療にも
効果がありますし
過度の脂肪分を排出させてもくれます。

自然的避妊法をさがしましょう

ピルには副作用や後遺症がかならずあります。
自然のリズムにかなったものを。

男女のセックスの根本原理

あなたのパートナーを満足させるように。
自分をなくしてしまいましょう。
より幸福で、より調和のとれた生活のために
いつでも「はじめて」の気分で。

母乳について

子どもはできるかぎり
母乳で育てたいものです。
健康上――乳ガンを防ぐなど――
それはとても大切なことです。
赤ちゃんにとっても
もちろん大切なもの。

育児法の極意

たくさんのきれいな水を、
敏感な肌に。
お母さんのおっぱいを
ペコペコのおなかに。
新鮮な空気を
ちいさな肺に。
たくさんの睡眠を
どんどん成長するからだに。

髪の手入れも大切です

豚毛のブラシでブラッシングを。
ナイロン・ブラシだと
毛先をいためます。
髪をきつくゆわえたり
かつらをかぶったりするのも
頭痛や目まいの原因になることもあります。
髪を強く、美しく、丈夫にするには
スプレーのかわりに
レモンのしぼり汁を綿にしみこませて
軽くあてるのが香りもよくていいでしょう。
化学薬品の入っていない
植物性のシャンプーやコンディショナーを。

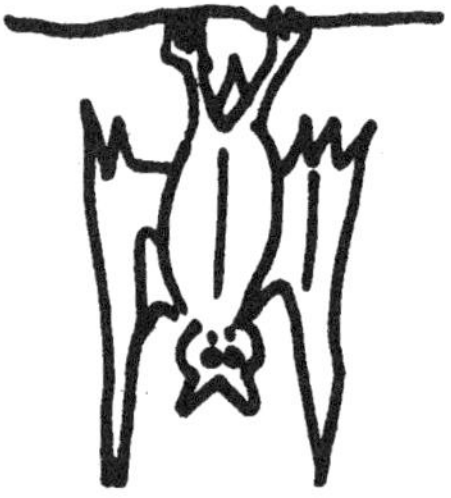

食事法《ダイエット》（やせるための）

どんなものであれ特殊な食事法《ダイエット》はしないこと。カロリー計算は不自然ですし不要です。

空腹とはいかなることか

おなかがすいていないのに
食べたりしないこと。

いつでもおなかにききましょう。

食事の時間だからとか
一日に三回とか決めて食べないこと。
感情がたかぶっているときに食べないこと。

おいしく食べるための六つの食習慣

一、ほんとうにおなかがすいているときにだけ食べる。

二、ゆっくりと、くつろいだふん囲気で、時間をかけて食べる。

三、食事のときには、水やアルコール類を飲まないのが、胃や腸にやさしい。

四、まずタンパク質のものから食べるのが、胃にやさしい。

五、満足だけども、満腹ではないという状態で、食卓を立つ。

六、食べてすぐには、眠らない。

かむこと、さらにかむこと、そしてさらにかむこと

食事は静かに
感謝とともにとること。
感謝の念をあらわす最もよい方法が
よくかむことなのです。

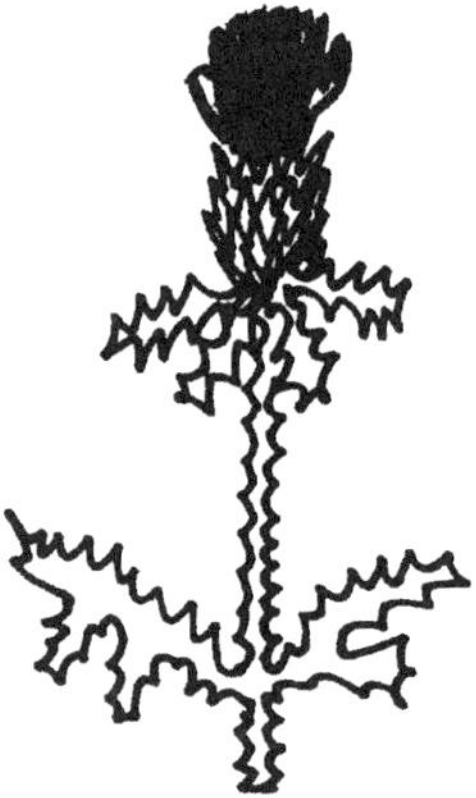

食べあわせについての考察

生のフルーツと野菜とを
同じ食事にとりあわせないように。
消化のための酵素が異なるので
消化をおくらせ
からだを粘液質に変え
病気の原因になります。
生のフルーツ・ジュースと
野菜ジュースをまぜるのも禁物です。

断食はどうしても欠かせない

まる一日の断食ででも
胃や肝臓、心臓などの消化による疲れを
とることができます。
断食は人間のからだを正常にして
若々しくして
病気を知らずになおしてくれるでしょう。
長期にわたる断食を行なう場合は
専門家のアドバイスが必要です。
あるいは意識してときどき
夕食をぬいてみるのも
いいかもしれません。

断食と飢えとの本質的な相違

断食は建設的なもの。
それはからだを活動的にし
積極的に生きるための
力とエネルギーを補充します。
飢えはしかし破壊的——。
からだの動きをにぶくさせ
生きるための力とエネルギーを
不足させるのです。

睡眠時のこころえ

眠る前の食事は禁物。
よく眠るために
ハチ蜜を茶さじ一杯ぐらい
お湯にといてめしあがれ。
ふとんにはいったら
頭の中は素敵なことだけ考えて
明日のことなんて計画しないこと。
眠りすぎも眠りたらずも
よくありません。

七、八時間が一応のめやすです。
睡眠薬やトランキライザー類には手を出さず
羊の数をかぞえるのがいいでしょう。
眠れなくても
ふとんの中で横になっているだけでも
からだにはいいのですから。

おやすみなさい

一日働いて疲れたからだは
休めてあげましょう。
十分な眠りが
吸いとり紙のように疲れをとるはずです。
朝の気もちのいいめざめのためにも
眠ることが、いちばん自然。
おやすみなさい。

第三部　食べもののレッスン

☆311の震災に伴う原発事故後は放射能のレッスンが必要な時代になりました。キノコ類、海藻類、魚介類、大豆、山菜などは特に気をつける必要があります。

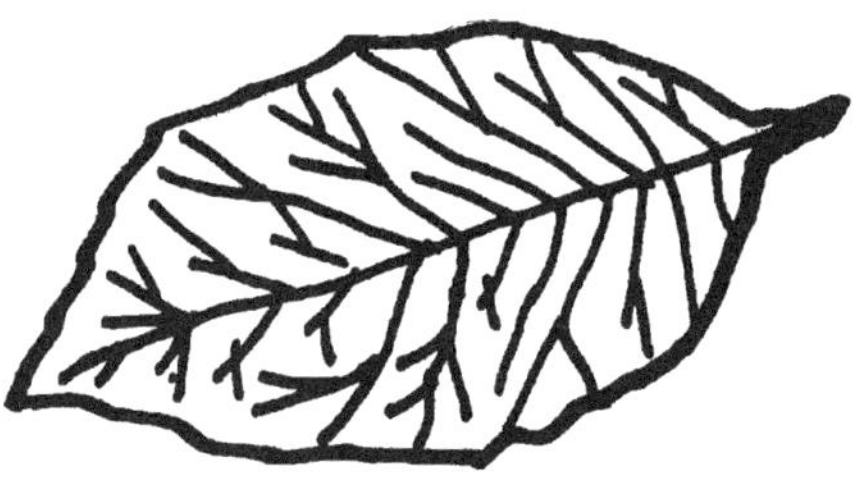

■野菜［一般に］

緑色で葉の多い野菜が、とにかく最高の健康食品であることは間違いがありません。この地球には、まだ一度も食されたことのない緑色野菜もたくさんあります。黄色とか黄金色になった野菜やフルーツもまた、緑色野菜にひけをとらないくらいに健康的です。黄金色や黄は、日の光を意味しています。バナナ、ミカン、パイナップル、トウモロコシなどなど。こげ茶色の植物は、力が強いわりに栄養価が低いものが多く、からだにとり入れるときは、ほどほどにしたほうがいいでしょう。コーヒー、ナスなどのように。一般的に野菜はビタミン、ミネラル源として素晴しいものですので、そのきわめて高い価値を、調理しすぎたりしてそこなうことのないようにしたいものです。野菜はすべて土が変化したものと考えるのがよいようです。よい土地で育てられたものがよいことは、言うまでもありません。農薬を使わないでしかも太陽のもとでつくられたものを強くおすすめします。

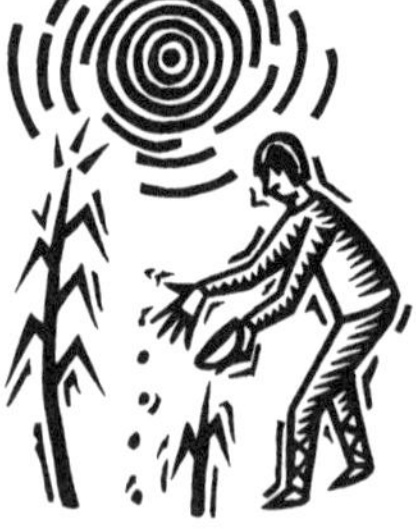

■緑色野菜

緑が濃ければ濃いほど、ビタミンAが豊かになります。

■葉緑素

自然の緑の魔法。からだをつくるのに、欠かせない栄養素のひとつです。パセリ、ブロッコリー、ホウレン草など、暗緑色の野菜のすべてにふくまれています。

■野菜や果物を買うときの注意

温室のものはさけ、いわゆる「露地もの」を求めるようにしましょう。形とか色がきれいだとかいうところにだまされないように。日本でできたものと外国でできたものがあるときは、まよわず日本産をえらぶこと(☆)。それぞれにどんな成分がふくまれているかも大事ですが、それと同じくらいにそれがどのくらいよく育っているかを判断できる目をもちたいものです。季節にあわせ、自然のながれにさからわずに、そのときよく出まわっているものをえらんで食べましょう。大安売をしているちょっとしなびたような野菜や果物が、ほんとうに安いものにすぎなかった例もあります。注意してください。

■野菜の代用品

新鮮な野菜がなんらかの事情で、どうしても食べることができないときには、葉緑素、麦緑素など緑のエキスを飲んで、豊富なビタミン、ミネラルを得てください。

■アスパラガス

グリーンアスパラの方が白いアスパラよりも栄養価が高く、カルシウム、ビタミンA、B_1、

B_2、Cをふくんでいます。肝臓や腎臓にいい。アスパラを食べたあと、尿にアンモニアの臭いがつく人もいますが、心配ありません。酸性の野菜です。全体に緑が濃くて、張りがあり、切り口が変色していないものを選ぶこと。春から初夏にかけてが食べごろです。

■アルファルファ

ミネラルが豊かで、血圧に問題のある人にすすめます。しっかりとした骨をつくります。家庭でかんたんにつくれる野菜のひとつ。自分でつくって食べること。サラダに、サンドウィッチに。

■アロエ

サボテンの一種で、肌をなめらかにしたり、のむことで自然治癒力をましたりする、強力な薬草のひとつ。

■いんげん

夏においしい。緑が濃く、細めで、みずみずしいものを選びましょう。ふたつに折ってみて、筋の残らないものがよいのです。ビタミンC、タンパク質をふくみます。

■えだまめ

成熟しきっていない大豆です。夏がさかりで、ビタミンB_1、C、カロチン（ビタミンA）、カルシウムがことのほか豊かな食べもの。とにかく塩ゆでが最高です。緑色の深いものを、なるべくなら枝付で求めたいものです。虫の食べたあとの多いものはよくありません。

■オクラ

鉄分とカルシウムが豊か。あまり大ぶりなものはさけます。細い毛が密生していて、先がピンとしているものを選びましょう。夏のさかりに出まわります。

■カブ

葉もおいしく食べられます。捨てないで！　春と秋の二回、旬があります。肌が白くて堅くしまって、形が丸く、生き生きしたものを。

■カボチャ

冬の安いとき、貴重なビタミン、ミネラル源です。ビタミンA、B、C、カルシウムをふくみます。肉質が「黄色の濃い」ものを。種子はおつまみに最高。サナダムシの駆除にも、利尿の働きもあります。カラカラにして食べたり、サラダにふりかけてどうぞ。ビタミンB、Eをふくみます。

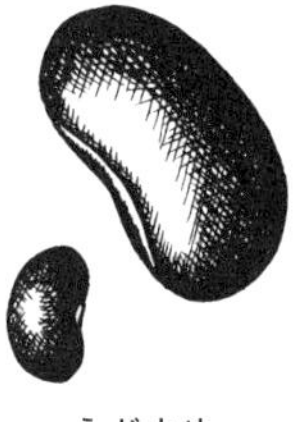

えだまめ

■カリフラワー

ゆでるより、蒸した方がビタミンがよく保たれます。肌のために。初夏のものが最も味がいいですが、秋から春にかけて多く出まわります。まだ花のつぼみが開いていないもので、固くしまっていて、持ってみて重みのあるものがいいようです。直径15センチぐらいがよく、大きなものは、きっと味がものたりないでしょう。

■キャベツ

最高の健康食品。ぜったいに調理しすぎないようにしてください。ビタミンA、B_1、B_2、C、U。新鮮なものをせん切りで。肉の毒を緩和する働きがあります。生のキャベツでジュースをつくり、強壮剤として飲まれることもあります。巻きが堅くて、ちいさめのものをかならず丸ごとで買うこと。

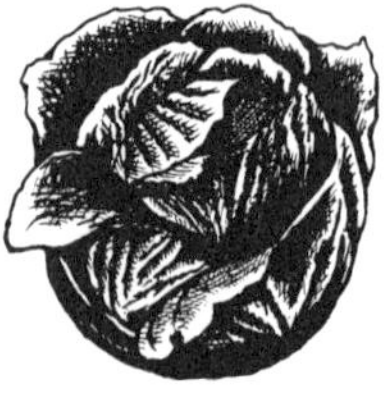

■キュウリ

消化しやすく、からだの中の老廃物を出して清めてくれます。利尿の薬にも。夏が季節。からだのほてりを、内側からさましてくれます。胴のイボイボが、さわるといたいぐらいに張りのあるものがよい。

■グリーンピース

缶詰めのものは、ほとんどの成分が死んでいます。生のものをいって少し自然塩をまぶしたものがおやつにいいでしょう。イライラしている人の食べもの。ビタミンB_1、C、タンパク質をふくんでいます。さやがピンとしていることがなによりも大切。ムキ豆の場合は、粒がそろっていることと、緑の濃いものを。

■クレソン

ビタミンA、Cを多量にふくみ、血液の酸性化を防ぎます。よくステーキなどにそえられているのは、決してみてくれだけのことではありません。みそ汁の実としてもいけます。

■ゴボウ

炭水化物のイヌリンを多くふくみ、ほとんどが繊維質。栄養価はとぼしいのですが、塩分をとりすぎている人にはピッタリのアルカリ性食品。利尿の効もあります。きんぴらにして食べるのが、おいしくて飽きません。いつでも食卓にはほしいもののひとつ。買うときは、泥つきのものを。土中に保存できないときには、使う分量ずつ買うこと。冬のさむいころが旬、夏ゴボウは初夏がよい。あまり太いものはさけましょう。

■コンニャク

サトイモ科の植物。いわゆる「コンニャク」の原料となるものです。主成分はマンナン。カルシウムも少しふくみます。消化しにくく、それを利用して便通を整えることもできます。体内に入っている砂などを掃除して、体外に運び出してくれるので、腸をきれいにするためにも、ときどきは食べたいものです。

■サツマイモ

ビタミンB、C、黄色のものにはビタミンAがふくまれています。繊維が多く、消化吸収もいい方で、便通をよくしますが、ときとして腸内で発酵してガスを発生させることがあります。皮のまま食べると、胸やけしません。着色料などつかわれていないものをえらんでください。秋から晩秋にかけて出まわりますが、翌年の春になるまで貯蔵されたもののほうが水分がすくなくて、おいしいようです。

■サトイモ

縄文時代は主食だったといわれます。でんぷん質が多く、消化吸収もよく、葉柄も食用にされます。便秘に効果的。すりつぶして、小麦粉と酢をまぜると湿布にもなります。やけど、しもやけ、おできの吸い出しにも、どうぞ。夏から秋にかけてがおいしい。土がついていて、皮にすこししめり気のあるものを選ぶこと。

■サヤエンドウ

栄養の多い食品で、ビタミンA、B_1、B_2、Cをかなりふくんでいます。実にはレシチンも。初夏から夏にかけてが味がよくなります。ふたつに折るとポキッと音がするぐらいフレッシュなものがいい。

■シソ

魚の毒を消してくれるので、おさしみを食べたりするときには、一緒に食べてください。できるだけ新しいものがよいのです。庭にはえていれば最高です。

■ジャガイモ

ジャガイモのビタミンCは加熱してもこわれることはありません。ビタミンやミネラルを失わないためにも、皮をつけたままで調理しましょう。古くなって芽が出たものは、外皮の直下や芽の部分に毒がありますので、その部分はとりさるように。ジャガイモのエキスは、常用すると血圧を正常化し、肌をなめらかにし、腎臓や胃にもいいようです。からだの中にたまっている余計な塩分を排泄させてくれます。春から初夏にかけてと、冬が、味もおいしいのです。あまり大きくなく、皮の色がムラがないものを。少量のアルカロイドをふくむので、からだのなかがきれいな人だと、ときとして眠くなることもあります。なお、コバルト60を照射して発芽を防止したものがあり、「照射食品」と明記されているはずですから、これは絶対に食べてはいけません。

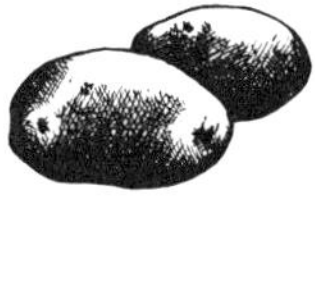

■シュンギク

葉緑素やビタミンA、C、ミネラルが多くふくまれていて、おひたし、なべもの、生ジュースなど、利用価値大。食欲を増進させてくれ、血を増加し、整腸作用もあります。きわめて手ごろな健康野菜。みそ汁の具にもなります。冬に多く出まわり、緑色がこくて、葉先までピンとはっているものを選びましょう。

■ショウガ

しぼり汁を入れた、あたたかいミルク紅茶を飲んでください。適量ならば胃痛にもよく効きます。湿布にしても、筋肉痛やのどの痛みにいいです。それにからだもあたたまります。

■セロリ

ビタミンが多く、スタミナ食品として利用できます。緑が濃ければ濃いほど価値があり、神経をおだやかにしてくれ、リューマチや風邪にも効きます。生のままでも、いためてもいいです。セロリ・ジュースはイライラしているとき、気分をスカッとさせてくれるでしょう。タマネギと共にいためると、おいしいスープ風のだしがとれます。冬から春が旬。生き生きしているものにかぎります。

■ゼンマイ

生のものよりも、一度天日に干したものの方が、タンパク、ミネラル類が増えるのでいいでしょう。干しゼンマイは、水にしばらくつけ、それから大量の水でゆで、そのまま放置し、ぬるくなったところを手でよくもみしごくと、やわらかくなります。

■そらまめ

春から初夏にかけて多く市場に出ます。粒ぞろいのいい、緑色の濃いものを選びましょう。ビタミンB_1、C、タンパク質が多いのです。いたみやすいものでもあり、サヤつきのものを、料理の直前にむいて使用します。たくさんでまわっている季節のほうが、とにかくおいしいのです。

■ダイコン—1

ダイコンの白根はジアスターゼに富み、消化を助けます。血の汚れをとる働きもあります。生でサラダにしてもいいのですが、ダイコンおろしにするのが最も効果的。ダイコンの葉にはビタミンA、B_1、B_2、C、カルシウム、ナトリウム、燐、鉄も多いので、この部分もムダにしないで。肌が白くて美しく、しまりがあって、葉がピシッとついているものを。

■ダイコン—2［ダイコンおろし］

消化を助けるので、胃の調子のおかしい人に。肉など動物性の脂肪をとるときに、いっしょに食べてください。おろし器は、金属製でなく、陶製のものを。辛いダイコンおろしが好きな人は、気短かにせっせと力を入れておろし、辛くないのが好きな人は、ゆっくり静かに。出た汁もいっしょに食べましょう。ダイコンおろしだけをたくさん食べるのは、よくありません。必ずしらすなどの小魚をまぜて。

■タケノコ

タケノコを輪切りにすると、節の中に白い粉がありますが、これを洗い流してはいけません。

ここのところにカルシウムが多いのです。春がおいしい。朝掘ってその日のうちに食べることといわれるように、できるだけ掘りたてにちかいものがいいのです。米のとぎ汁、もしくはぬか汁でゆで、そのまま冷えるまで置くと、アクが抜けます。

■タマネギ

ビタミンCに富みます。生で食べても煮て食べても、神経衰弱に効きます。生のタマネギを切って枕元におくと、よく眠れるでしょう。食べて臭みが口中にのこったときは、梅干しを食べてください。みじん切りにしたタマネギをフライパンでよくいためたものでスープのだしをとると、とても甘くておいしくなります。球が固くて、皮がかわいているものがいいでしょう。

■タンポポ―1 [野生のものでも畑のそばのものは農薬に気をつけて!]

春の若葉を、サラダやおひたし、スープの具として食べましょう。ビタミンA、B_1、Cに富み、ミネラルも豊富。とくにカルシウムがいっぱいです。血液をきれいにしてくれます。解熱、発汗剤、強壮剤としては、陰干ししたものをせんじて飲んでください。

■タンポポ―2 [ティー]

乾燥させたタンポポの根をひいたもの、大さじ1杯に、カップ4、5杯の水を加えて、煮たったら火を弱めて、さらに30分。心臓と小腸の機能を強め、活力をまします。コーヒーのかわりに、どうぞ。

■トマト

ビタミンA、B_1、B_2、Cが多く、アルカリ性。肉の毒を中和する働きがあります。夏のさかりのときにだけ、樹になっているうちに色づいた完熟のトマトを食べましょう。これは、ほとんど果物であります。人工栽培のものでないトマトは、大量に食べると幻覚を生じさせる成分をすこしふくんでいるそうです。

■長ネギ

緑色の葉にはビタミンAがとくに多いほか、B_2、C、ミネラルもふくまれています。野菜の少ない冬には、かっこうのビタミン源。風邪のひきはじめには生ネギをきざんで、味噌と半々くらいにまぜ、大ぶりの器に入れ、熱湯を注いで熱いうちに飲んで休むと、汗が出てなおってしまいます。白いところがしまっていてつやのあるもので、白と緑がはっきり区分けされているものをえらびます。土付きねぎを束で買って、日かげの土のなかに、緑のところを出して埋めておくと、春まで新鮮に味わえます。

■ナス―1

油とよくあうので、てんぷらやいためものに適しています。また漬物にしてもよいでしょう。春のおわりから夏にかけて味がよくなって、秋がもっともおいしいのです。ビタミン、ミネラルもひととおりふくまれています。ナスはからだを冷やすので、おいしいからといって食べすぎにはくれぐれも注意してください。あんまり大きいものや、よく実っていないものは、味がよくありません。

ましょう。

■ナス―2［歯みがき粉として］

ナスのへたの黒焼きの粉をデンシーといい、ムシ歯にいいので歯みがき粉として使われます。口中の粘膜や舌のただれにも、よく効きます。へたは捨てないで、陰干しにしてとっておきましょう。

■ニンジン―1

ビタミンAが多い。血液中のヘモグロビンをふやし、血行をよくします。また、よけいな脂肪がからだにつくのを防ぎ、体重を正常化させる働きもあります。近視など視力の弱った目にもたいへんよく、1日に1本か2本食べるくらいに、副食物として常食したいもの。葉も鉄分に富むので捨てたりせず、スープに加えてください。首のところが黒っぽくなっているのは古いものだし、緑色しているものも、育ちが悪くて味がよくありません。冷たくて暗いところに保存しておくこと。

■ニンジン―2［ジュース］

たいへん健康によいことから〝奇跡のジュース〟などと呼ばれています。ビタミンA、ビタミンBコンプレックスが豊かで、カルシウム、カリウム、鉄などもふくまれます。とてもおいしいジュース。女性に対しては、ニンジンの成分のせいで、軽い性的な刺激があるはずです。

■ニンニク

肺と心臓によく、少しずつ常用すると強健になります。呼吸力を強め、頭をすっきりもさせます。回虫駆除の効もあり、強壮剤にもなります。初夏から秋にかけて、新しいものがでまわります。粒が大きくて固くしまったものを選びましょう。新ニンニクは、あみのふくろに入れて、乾いたところにつるして夏を越させてあげましょう。おなかのすいたときに食べたり、一度にたくさん食べたりすると毒になりかねません。気をつけてください。あとで新鮮なパセリを食べると、口の臭いはうすくなります。

■バジリコ

サラダの薬味にどうぞ。もちろんスパゲッティにもあいます。

■ハス【レンコン】

でんぷんが主ですが、ビタミン、ミネラルもあります。毎日常食すると、血行をよくし、皮膚の新陳代謝をよくし、肌がきれいになります。そのまま煮ると黒くなるので、熱湯中に酢を少々加えて。冬がおいしい。

■パセリ

昔の人たちは薬用として用いていました。価値ある薬草のひとつ。あらゆる野菜の中で、鉄分をもっとも多くふくみ、ビタミンCも豊富、クロロフィルⅡも多い栄養食品。決してお皿のかざりではないので、出されたらかならず食べましょう。こまかくみじんに切ってスープの上にちらしてもよいし、そのままでも、おつまみにもいいのです。葉の緑色の濃いものを。葉の先がかわいていたり、黄色っぽく変わっていたら、避けたほうがいいでしょう。新鮮なものには、血を浄化する働きがあります。熱をさまし、気分をおちつかせる作用があるために、乾燥して喫煙したり、お茶にしたりするひとたちもいます。

■ピーマン

ビタミンA、B_1、B_2、Cのいずれも多く、鉄分も豊かで、造血を助けます。視力の強化にも。肉が厚くて、緑の濃いものをえらんでください。ヘタのところから古くなってくるので、ヘタに注目！　夏のころが最もおいしく、生でサラダにするのもいいでしょう。

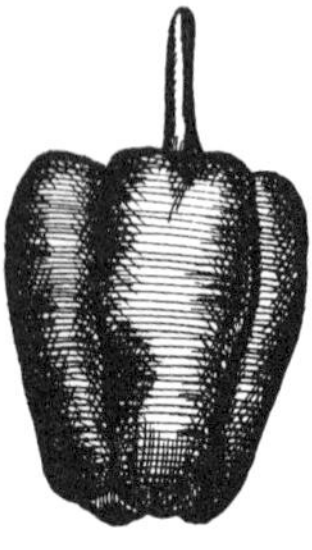

■フキ

ビタミン、ミネラル、とくにカルシウムが多く、消化を助けます。フキの花であるフキノトウは、三杯酢に、鍋料理に、味噌汁にと利用できます。もちろん春のものです。葉の緑が濃く、根元をもったときに、くたっとしないものがおいしいのです。山や野に自生するもののほうが、アクも苦みも強いが、それだけ味もよいようです。

■ブロッコリー

ビタミンやミネラル、とくにカリウムに富みます。ゆですぎないこと。冬の寒いころが食べごろで、たくさん出まわります。まんなかが、こんもりともりあがっているものがおいしいのです。枝のところも、食べてください。

■ホウレン草

ミネラル源として最適。とくにトップの部分は、ビタミン、ミネラルとも豊か。しゅう酸が多いと言われますが、ふつうに食べていれば、心配はありません。湯がくときには、よく沸騰したたっぷりのお湯に、海塩（天塩）をひとつまみ入れ、さっとゆで、すぐに冷水に。冬から春にかけておいしくなります。栄養上、もちが悪く、できるだけ早く用いること。

■芽キャベツ

ミネラル、ビタミンが最高。冬から春が出盛りで、味もよく、緑の濃い、巻きのよくしまったものを食べましょう。ただし、豆や穀物などのビタミンB_1をふくむものとともに食べると、ビタミンB_1を破壊してしまうので注意が必要です。

■モヤシ

アルファルファ、大豆、緑豆などの豆をつかって、室内でモヤシをつくるのも楽しみ。モヤシの若芽はビタミンCに富む栄養食品です。ビタミン、ミネラル、タンパク質に富み、モヤシにふくまれるでんぷん質とタンパク質はいっしょにふくまれる酵素のおかげで、よく消化吸収されます。モヤシの生命は鮮度です。かんたんに作れるモヤシを、ぜひ家庭で。よくやおやさんの店さきなどで水桶に入れてあるものは、ビタミンCなどが水に溶けていたりします。茎も豆も根も白いほうがいいのです。

■ヤマノイモ

ヤマイモともいいます。山や野に自生する自然薯《じねんじょ》とは別のもの。でんぷん消化酵素のジアスターゼが大量にふくまれているので、からだのそうじになります。気力をふるいたたせてくれる食べもののひとつ。トロロには自然薯のほうがおいしいが、栽培品ではないので、運がよいときでないと手に入りません。ヤマイモは、冬も寒くなると味がのってきます。いちょうの葉に形が似ているもののほうが良いでしょう。かたちの立派なものをえらぶこと。

■ユズ

消化を助けてくれ、皮は薬味になります。出盛《でざか》りのとき、いくつかを輪切りにして木綿の袋に入れ、お風呂に入れましょう。肌を美しくしてくれます。大量のビタミンC、カリウム、カルシウムがふくまれています。

■ヨモギ

春に若葉をとっておひたしにしたり、モチといっしょにつきこんだりします。乾燥したものをお風呂に入れると、薬草湯になります。野原など、どこにでも生えているので、もし蚊やブヨに刺されたら、葉をよくもんで、汁を傷につけると、かゆみを止め、あとものこりません。

■ラッキョウ

春から夏にかけて出まわります。洗ってあるものより、泥のついたもののほうが味はよいです。粒がそろっているものを。つけものがおいしい。食事のあとで食べると歯のそうじになります。

■レタス

ミネラルが豊か。頭の疲れをなおす働き、体重をへらす働きがあります。レタスの抽出物や野生のレタスのジュースには、大麻と同じような感覚を生じさせるラクトシンという物質がすこしふくまれているのです。夏がさかりで、切り口を指で押してみてへこむもののほうが新鮮です。同じ大きさのうちでは、重量感のあるものをえらびましょう。切り口の黒いものは、くさっていることがあるので、要注意。

■ワサビ

ワサビをすりおろしたものは、魚の毒を消す働きがあります。さしみには必ずこれをそえて食べたいもの。胃を強くする食べもの。日本が原産地です。湧水のきれいで豊かなところでしか採れません。葉や茎に黒いふしのあるものは病気かも。濡れた新聞に包んで冷蔵庫に入れておくと、いつまでももちます。冬がさかり。

■ワラビ

カルシウムが豊か。食べすぎはよくありません。木の灰をのせて熱いお湯をかけて、しばらくおくと、アクがぬけます。原産地は日本で、春から初夏にかけて、たくさん出まわります。あんまり色のきれいなものは、気をつけて。

■キノコ類（☆）

キノコ類には制ガン効果があるようです。季節にはたくさん食べてください。

■エノキダケ

秋から冬にかけてが最もおいしい季節です。傘がちいさくて、揃っていて、色が白いものを選びましょう。収穫してからも生長をつづけますが、時とともに質が低下するので、採ってすぐのものを食べたいもの。

■シメジ

秋が季節。柄が短かくて、太いものを。昔から「かおり松茸、味しめじ」といわれます。

■マッシュルーム

フランスではシャンピニオンと呼びます。無味・無臭でしこしこした歯ざわりがなんともいえません。全体が白か、淡い黄色のものがよいのです。

■マツタケ

ご存知、秋の味覚の王様！　国内もののほうが、風味がよいようです。傘が全開したものよりも、つぼみや中開き程度のものをえらびましょう。香りの強いものを、ぜひ。求めたら、すぐに料理し、残さないで食べてしまうこと。あまり手をかけない調理法が、味もよい。

■シイタケ—1【生】

春と秋に出まわります。傘の肉づきがよく、厚みがあって、あまり開いていないもので、裏のヒダがはっきりしているものがいいでしょう。ヒダが褐色になっているものは古いもの。あまり水っぽいものはすすめられません。

■シイタケ—2【干し】

アルカリ性の強い食べもの。ビタミンD、B_1、B_2をふくみ、血液中のコレステロールを低下させる働きがあります。肉が厚く、傘がひらいてないものを。おいしいダシがとれるので、台所にぜひ常備したいもののひとつ。

■ナメコ

晩秋から冬にかけてが旬です。余分なヌメリを取りのぞくには、ザルに入れて上からぬるま湯をかけるといい。

■小麦粉

不必要に精白されたものはさけたいもの。小麦を丸粒のまま粉にしたものを選ぶこと。天然の小麦粉はミネラルやビタミンが豊かで、成人病予防にもなります。粒のこまかいものを。

■小麦胚芽

小麦のいちばん大切なところ。タンパク質、鉄分、ビタミンB_1、B_2、B_6、Eに富みます。白米を食べる人は、これをまぜるといいでしょう。生でも食べられます。小麦胚芽のはいっているパンを食べましょう。ジャーミー・ブレッドといいます。

■全粒粉《ホール・グレイン》パン

精白されたパン、パッケージされたふかふかの食パンは、なにがなんでもさけたいもののひとつです。ライ麦、小麦など粒のすべてを用い、天然の酵母を使用したパンをいつでも食べ

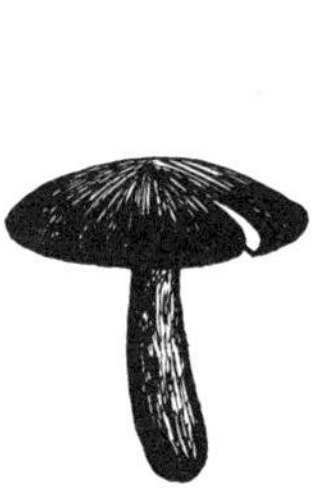

シイタケ

るようにしたいものです。

■押麦〔大麦〕

漂白剤を使用していないものを、白米にまぜて炊いてください。白米だけを食べるよりは健康にもよく、栄養的にバランスがとれます。ビタミンB_1、繊維やミネラルも多く、白米の酸性度をさげてくれます。人工的にビタミンB_1、B_2を添加したものは、不自然です。

■玄米

白米より七分づき。七分づきよりも三分づき。三分づきよりも玄米を。どうしても玄米が食べられない人は、可能ならそのつどつかう量だけ、卓上精米器でついて食べるのがいいでしょう。白米には価値がありません。タンパク質が豊かな玄米は、ただし、酸性食品なので必ず青野菜と一緒に食べてください。おかずはひかえめに。玄米ごはんはそれじたいパーフェ

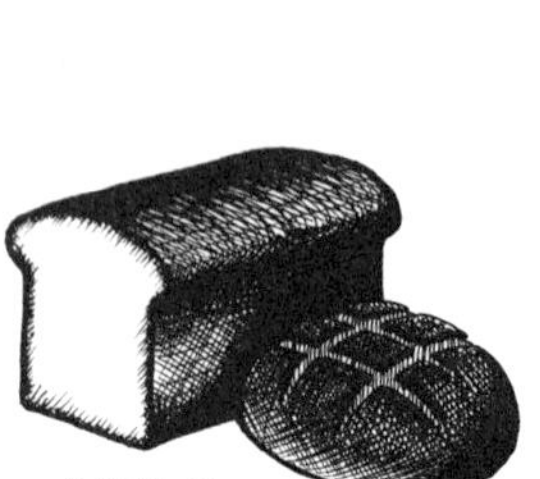

全粒粉パン

クトに近い栄養分があるのですから。小豆、麦、黒大豆、ハト麦、アワ、ヒエ、ワイルドライス、コーンなどときどき品を替えてまぜて食べると、さらにおいしく食べられます。遠くからお客さんがきたときなどに、どうぞ。

■玄米クリーム

消化器官が弱っていたり、体力が落ちているときに食べてください。玄米を均一に色が変わるまでいり、36倍の水を加え、自然の塩を少し加えて、圧力鍋でじっくりと煮ます。それを清潔な木綿のふきんでこしたものが、玄米クリーム。梅干し、ゴマ塩、その他ノリ、海草の粉末などとともに。赤ちゃんの離乳食にもなります。

■白米

玄米から価値のある部分をとりのぞいたもの。

■ソバ

ミネラルがいっぱい。ルチンを多くふくみます。良質のタンパク質。動脈硬化によく、便秘の人にも欠かせません。ソバ粉をパンケーキにしてもおいしく食べられます。小麦粉すこしと卵をつなぎにし、新鮮な牛乳でとき、フライパンで焼いてください。あったかいところを、ハチ蜜やバターでどうぞ。

■ハトムギ

主食となる穀物のひとつ。タンパク質、糖質、脂肪がバランスよくふくまれています。たっぷりの水で、気ながに、かゆ状になるように炊くとおいしい。食べすぎないように。からだの内側と外側を同時にきれいにしてくれます。

■トウモロコシ

タンパク質、鉄分、銅が多く、ビタミンEがたっぷり。緑色野菜といっしょに食べると、消化によく、牛乳をつかってコーン・スープにすると、栄養のバランスがとれます。もちろん、もいだその日にゆでて食べるのがいちばんおいしい。

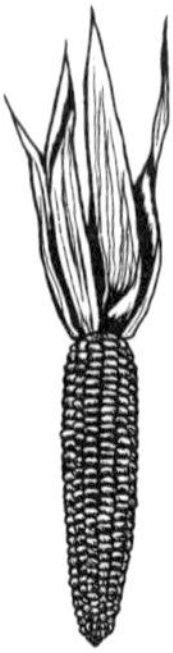

■豆［大豆、小豆、ささげ、黒豆など乾燥したもの］（☆）

タンパク質の宝庫。肉のかわりに食べましょう。

■大豆

プロテイン、ビタミンB_1、ミネラルが豊富。でんぷんは少ない。タンパク質の質がよく、リノール酸も多くふくまれます。大豆でつくった豆乳は、潰瘍、ガン、肝臓、膀胱の病気にいいようです。大豆でつくったモヤシは、生でサラダにしてもおいしいし、軽くいためてもいいでしょう。

■豆腐

理想的な健康食品。脂肪、ビタミン、ミネラルが消化しやすいかたちで入っています。自然農法でつくられた大豆を原料に、海水からとった天然のニガリでかためたものを。なお、豆腐を食べるときには、オカラもいっしょに食べたいものです。

■豆乳

消化がよく、ミネラルに富みます。アルカリ飲料。人によっては合わない人もあるので、注意してください。作り方は①大豆を適量ひと晩水にひたす②すり鉢でよくつぶす③好みの濃度にミネラル・ウォーターでうすめ、弱火で煮たてる④さましたあと、木綿の布の袋でこす⑤さあ、つくりたてを、飲んでください。⑥残りカスはオカラになります。

■納豆

植物性タンパク源。強い糸を引くものほどよく、ビタミンB_2は大豆の2倍もふくまれています。酵素も多く、精を強くし、頭をよくします。醱酵食品はからだの中の放射線を追いだす働きがあるので、TVをたくさん見る人には欠かせません。

■きな粉

大豆を直火でいり、あらびきにしたもの。カルシウム、ビタミンB_1、B_2をふくみ、ウツ病の治療にもいい。高タンパク食品で、そのほかにも成人病の予防やからだを若く保つ働きがあります。天ぷらの衣に小麦粉の2、3割くらい加えると、香ばしい天ぷらに。

■小豆

ビタミンB_1が多量にふくまれる。体内をきれいにする働きがあるので、月に2回は食べたいもの。便通をよくし、尿の出をよくしてくれます。おしるこにするときは、甘味を極力ひかえて。ひとつまみの自然塩が、味をひきたてます。

■クズ

ジャガイモやサツマイモのでんぷんからつくられたものではなく、ちゃんとクズという豆科のツル草からつくられたものだけを、クズ粉といいます。これを湯にといたものがクズ湯。小さじ山盛り1杯のクズ粉を、小さじ2杯の水でとき、カップ1杯の水をさらに加えたものを沸騰させ、コトコトと煮えるように火を弱め、ゼラチン状になるまでかき回しつづけます。小さじ1杯の天然しょう油で味つけし、熱いうちに飲んでください。からだがあたたまり、活力を増し、消化力を高め、疲労回復や風邪のひきはじめに効果的です。下痢どめにも卓効があり、整腸剤としてもつかわれます。

■野草茶・山草茶・薬草茶《ハーブ・ティー》

自然の野山に自生して、歴史の中で民間薬として愛用されてきた野草や山草（草、木、根、実、花、茎）を、お茶としてつかいましょう。カキ、ハブ、クコ、オオバコ、ドクダミなど、何種類かブレンドしてもいいのです。また、世界のいろいろなところで薬草としてつかわれてきたカモミール、ローズヒップなどのハーブも、生活にとりいれたいもののひとつでしょう。

■薬草茶のつくり方

薬草や花でお茶をつくるときは、カップいっぱいの煮たったお湯に対して、茶さじ山もり1杯を入れて、5分間待つこと。毎日、つくりたてを飲みましょう。

■茶

ビタミンCに富みます。日常的に飲むのなら、茎茶か番茶がいいでしょう。ときには抹茶で精神の覚醒をはかるのもよろしいかも。もちろん無農薬のものを用いてください。

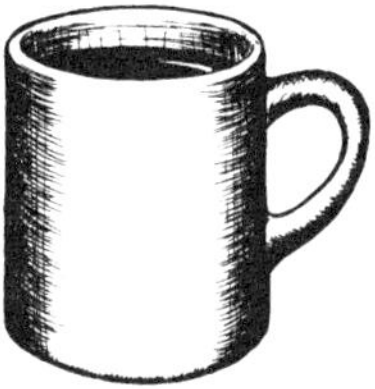

■ドクダミ

せんじて飲めば、からだの中の毒を出します。日常的につかいたいもの。コーヒーや紅茶のかわりに、ぜひ。

■ゲンノショウコ

下痢、便秘、急性胃炎、食中毒に。せんじて飲んでください。毎日のお茶として飲んでもかまいません。ドクダミとあわせてせんじたものもためしてみましょう。

■ジャスミン

甘い香りのする花。お茶になります。

■カモミール［かみつれ］

お茶としてつかいます。生理不順、風邪によく効きます。カフェインがふくまれていないので、夜寝る前に飲むと神経が休まります。

■ペパーミント

胃がムカつくとき、さむけがしたときなど、お茶にして一服。心臓病にも、いい。

■ローズヒップ

お茶にいい。ビタミンCがたくさんふくまれています。神経をやすめてくれます。

■高麗ニンジン

万能薬のひとつ。もともと中国や朝鮮で薬用として用いられていたもの。その形体から、男性の性力や生命力を増すと信じられ、男性の間で話題にされる食べ物ですが、あらゆる病気に効果があるといわれます。消化をうながします。力が強いので、使用には注意が必要です。お茶にして、エキスで、クスリのように服用してください。

■コンフリー

ビタミンやミネラルなどをふくむ葉や根を、お茶にして飲みます。世界の長寿国であるコーカサス地方で常用されているもの。

■コーヒー

コーヒーは交感神経系を刺激する興奮剤であります。ほどほどに。

■紅茶

紅茶は、風邪のときによく、肺の機能を高めます。どちらかというと幻覚剤にちかいようです。ほどほどに。

■塩—1［食品として］

自然な工程で処理され、何も加工されていない海の塩が、何よりも最高。水にとかすと、そのまま海になるもの。入手不可能な場合は、天然のニガリを使用しているものを。ほうっておくと固くなるもののほうがいいものです。

■塩—2［クスリとして］

風邪の初期には、塩水をのみ、あるいは背中や足のうらに塩をすりこみ、かわいた布でふきとって早く寝てしまうことです。お風呂に塩を入れてはいると、血液の循環をよくし、新陳代謝をさかんにします。歯みがきとしても、つかえます。

■魚《さかな》

もしそれが可能なところであったら、頭から食べられる小魚を、週に1、2度は食べましょう。とくにイワシ、サンマ、アジなどを、丸ごと。できるかぎり、ダイコンおろしといっしょに食べること。ハマチ、ブリ、タイ、アジ、フグなどには、養殖されていて、薬品づけになっているものも多く、危険ですから、そこのところはくれぐれも気をつけてください。

■コンブ

着色されてないもの、グルタミン酸ソーダで味つけされてないものをえらんでください。アルカリ性食品で、ヨード、カルシウム、ビタミンAを多量にふくんでいます。とくにダシコンブは、最高品質のものを選ぶべきでしょう。利尻コンブが、上等です。コンブはしめり気を嫌います。よく乾いた暗いところに保存しておきましょう。

■コンブ茶

血液をふやしてくれる効果があります。コンブを小さく切ったものに水を加えて、沸騰させ、火を弱めて10分くらい煮たもの。もしくはコンブをカラカラに乾かし、すり鉢ですりおろし、小さじ半分をカップに入れ、お湯を入れて飲みます。

■煮干《にぼし》

イワシの幼魚をゆでて、天日で乾かしたもの。カルシウムが豊かだし、頭からぜんぶ食べられます。だしをとったあとも、食べてしまいたいものです。そのままますこしいって食べるとおやつにもなります。

■ノリ

ビタミン、タンパク質がいっぱい。ノリには裏と表があり、デコボコのある方が裏です。火で焼くときは、表を焼くこと。2枚のノリの裏を合わせていっぺんに焼くと、うまくいきます。四隅を焼くようにすると、自然に中央も焼けます。味つけノリ、添加物のあるノリはさけましょう。養殖ものじゃないものを。

■ヒジキ

カルシウムを大量にふくみます。外海に面した岩の多い海岸に多く、春のはじめから夏にかけて大きくなります。なるべく、春ごろのもののほうが、やわらかくて、味がよいでしょう。

■ワカメ

着色料で染めたものは、店頭で透かしてみると、マダラに染められているので、すぐにわかります。天然のワカメを手に入れてください。味噌汁の具にするときは、水につけてやわらかくなったものを、中央のかたいスジも一緒に、2センチくらいに切って鍋にいれます。

■貝類

ビタミン、ミネラル、タンパク質、脂肪が豊か。とくにシジミ、アサリがいいでしょう。生きのいいものが手に入ったときに食べてください。熱を加えて、すぐ口をひらくものほど新鮮です。カキもタンパク質、ビタミンA、B_1、B_2、C、ナイアシンなど栄養価が高く、海の牛乳とよばれています。旬のときにどうぞ。むきみのものは買わないように。

■寒天

ヨード、カルシウムが多量にふくまれていて、血をきれいにし、肥満をふせぎます。

■果実［一般に］

出盛りのものをえらぶこと。なるべく自分の住んでいるところ、もしくはちかくでとれたものを。輸入ものは、ほんのときたまにするか、熱帯を旅したときのためにとっておくこと。

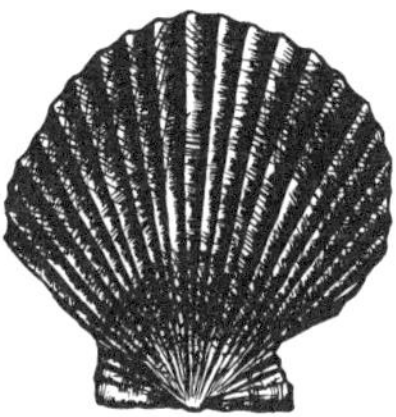

いずれにせよ食べすぎないように。

■ナッツ類［一般に］

タンパク源として重要です。ビタミンBが豊か。消化しにくいので、注意してください。

■香料《スパイス》［一般に］

ほどほどに。でも、ないとさみしい。

■アーモンド

生のアーモンドは、カルシウム源としてありがたいものですが、ニガイと感じるものにはご注意を。毒があります。

■アボカド

栄養価の高い、最高の食べもののひとつ。ミネラル、カルシウム、鉄分が豊かで、不飽和脂肪酸をふくみ、からだをつくります。生でサラダやさしみのようにして、あるいはつぶしてレモンのしぼり汁を加えて、めしあがれ。巻き寿司にしたものをカリフォルニア巻き《ロール》といいます。弱った胃にもいい果実。

■アンズ

ビタミンAと鉄分の宝庫。長寿国フンザの人たちがいちばん好きな果実が、これです。干しアンズはバックパッキングや登山のさいなどの、疲労回復にもってこい。

■イチジク

鉄分が豊か。腸をととのえ、便通をよくしますが、食べすぎは禁物。意識を高める食べもののひとつです。

■イチゴ

鉄分が多く、甘い果実。塩水で洗うと、甘さがひきたちます。すこしだけ精神をやすめる力があります。

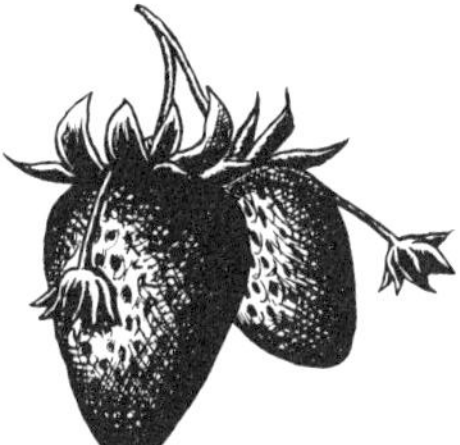

■ウメ

ウメの熟してないものには毒があります。ウメボシは殺菌力に富むばかりでなく、カルシウム、鉄分、ナトリウム、ビタミンB_1、B_2などをふくみ、消化を助けます。ウメボシとは海塩（天塩）といっしょに、1年以上漬けこんだウメの実のことをいいます。

■オリーブ

乗り物酔いに効きます。

■カキ
酒の勢いをさます効果、血をきれいにする働きがあります。鉄分、ビタミンA、B、C。食べすぎると便秘したり、下痢をしたりします。干しガキは保存食にいいもの。カキの葉もビタミンCが豊富なので、お茶にして飲んでください。そのときは決して煮たててはいけません。

■カシューナッツ
生きる力が足りないとき。ピスタチオも同様。

■カンキツ類
ビタミンC源としては最高。でも精神的にめいっているときは、緊張を高めてしまうこともあるのでさけましょう。なかでも、グレープフルーツにふくまれる酸は、カルシウムの吸収をそこないます。

■乾燥果実
アンズ、デーツ、プルーン、レーズン、干しガキなど、買うなら自然な農法でつくられて天日に干したものを。漂白剤などがつかわれてないものをえらんでください。

■ギンナン
そのもっている力があまりに強いので、たくさん食べてはいけません。少し食べるなら、からだを強くする働きがあります。

■クリ

ビタミンA、B_1、B_2、Cなどを多くふくみます。アレルギー体質の人にはむきません。

■クルミ

脂肪、良質のタンパク質に富みます。1日に3粒で、人間に必要な脂肪は足ります。病気の回復期などに、精をつけてください。むきみで売られているクルミは、着色されていることがあるので、ご注意。

■グレープフルーツ

低カロリーの食べもの。風邪にいい。たくさんとれるところだったら、ぜひ。

■ケシの実

あんパンのトッピングなどに。オピウム（阿片）に注意してください。種だって大量に体内にいれると、すこし効くのですから。

■こしょう

古くなると効力がうすれます。粒にしたばかりのものを使うべきです。軽い幻覚剤《サイケデリック》といえます。

■ゴマ

レシチン、ビタミンE、カルシウム、プロテイン他、主要なアミノ酸をふくみ、植物の中で最も質のいい油をふくんでいます。毎日食べていると髪の毛をふやし、黒くつやのいい毛になります。動脈硬化の予防には、ゴマの油にふくまれるリノール酸がよく、欠かすことのできない健康食品です。国内産の安全なものを手に入れてください。また、黒ゴマと称して白ゴマをタール系色素で染めたものもあるので、十分な注意が必要です。

■ゴマ塩

いった海塩（天塩）1に対し、いった黒ゴマを10〜14の割合でまぜます。小さいすりばちで、ゴマの3分の1から3分の2くらいがつぶれるまで、すりまぜたもので、玄米ごはんのふりかけにうってつけ。

■ザクロ

直感力を高めると言われています。

■サクランボ

血をつくる働きが大です。鉄分、カルシウムをふくみ、痛風に効きます。種子は飲みこんではいけません。

■シナモン

決してとりすぎないように。適量なら、ガスの発生をふせぎ、胃のムカムカをとり、便通を整えます。

■スイカ

甘味と水分に富みます。利尿の効。カリウムが多く、ビタミンはA、B_1、B_2が少し、Cもわずかですがあります。種子は腎臓によく働き、これも利尿を助けます。他の果実といっしょに食べてはいけません。

■ダイダイ
風邪のとき、熱い湯にダイダイをしぼり、ハチ蜜を入れて飲むとよく効きます。

■デーツ
ナツメヤシの実。緊急にエネルギーを必要とするときにいい。精力がつくので、子どもには与えない方がいいでしょう。ミネラルが豊か、鉄分、カリウムがたっぷり。アポロ11号が月にもっていった宇宙食です。意識を高める働きがあります。熱帯で採れる果物です。

■ナシ
甘く、水分が豊か。リンゴ酸、クエン酸などのほか、ビタミンB_1、B_2、C、鉄分もふくみます。風邪のとき食べると、のどのかわきをとめ、熱さましにもなります。消化も助けます。

■夏ミカン
冬のリンゴに、夏の夏ミカン。日本の二大健康食品です。多量のビタミンC、B_1、少量のA、B_2をふくみ、疲労回復に最適。皮で手足の皮膚をふくと、なめらかになります。

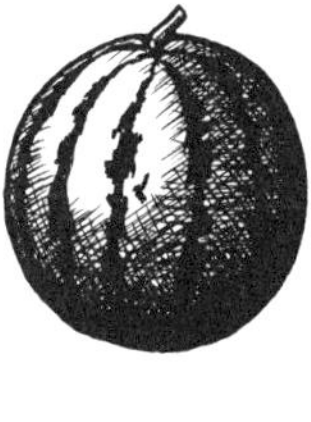

■南京豆［ピーナッツ］

タンパク質とリボフラビン（ビタミンB_2、G）に富みます。生で食べるか、軽くいって。からだを丈夫にし、低血圧にもいいです。ピーナッツ・バターもからだにいいので、化学処理されたものでなく、ナチュラル・ピーナッツ・バターを。

■パイナップル

ビタミンおよび各種ミネラルに富みます。肉を消化する力が大。

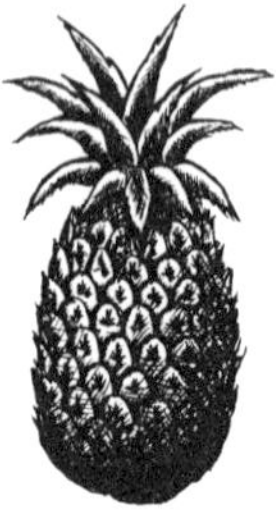

■バナナ

カロリー的には中程度。ふつういわれるほど脂肪分は多くありません。ビタミンB_6が多い。うれたのがいいのですが、うれすぎはだめです。赤ちゃんにもいい食べもの。からだのなかがピュアな人が食べると、眠気をもよおすことがあるので注意しましょう。

■パパイヤ

消化酵素のパパインをふくみます。プロテインをよく消化させる働きがあり、便通をととのえます。熱帯にいったら絶対にためしてみるべきかも。

■ヒマワリの種子

ヒマワリの種子は、のどや肺、腎臓などに働きかけます。ビタミンやミネラルに富み、プロテインもたっぷり。視力がおとろえたかな、と感じている人はぜひ。肉の代用品としてはほとんど完璧です。毎日、ひとにぎりくらいは食べたいもの。

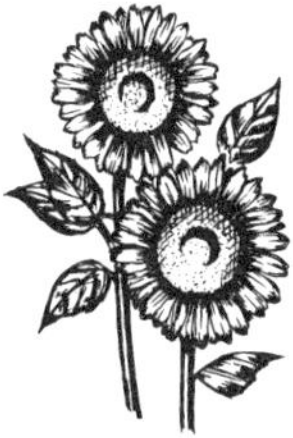

■ブドウ

ミネラル、主要ビタミンをふくみます。血をたいへんよくつくる働きがあります。色が黒ければ黒いほど、鉄分がゆたかです。グレープ・ジュースは、甘味を加えてないものを。種子はいっしょに飲みこんでもかまいません。

■レーズン

鉄分がきわめて多く、アルカリ性。血をよくつくります。間食として、おつまみに。

■フルーツ・ジュース

集中果汁還元のフルーツ・ジュースは、ガスをつくりやすい飲みものです。これを飲むくらいなら、もとのフルーツを丸ごと食べる方がずっとかしこいと思いませんか？　どうしてもジュースが飲みたいときは、リンゴかグレープのジュースを。市販されているフルーツ・ジュースは100％のものでもほどほどにしましょう。

■プルーン

ミネラルが豊か。血をつくる働きをします。

■マタタビ

猫たちの健康補助食品。もちろん、人間にもいいもので、花や実を塩漬けにして珍重されています。疲労回復、整腸剤として、そして動脈硬化にも効きます。お茶にしてせんじても、おなかをととのえます。

■ミカン

冬の間は1日にひとつは食べたいものです。自然農法のもの、農薬散布していないもの、ワックスをかけてないものを。ミカンの袋の白い筋は、腸の運動を助け、便通をよくしてくれます。なるべく筋のところも食べましょう。

■メロン

他の食べものといっしょに食べないこと。メロンは、メロンだけで。消化によくないため。

■モモ

造血作用が大きい。

■リンゴ

「リンゴが赤くなると医者が青くなる」とか「1日1個のリンゴは医者を遠ざける」などと

言われるとおり、最高の食べもの。よく洗ってから、または皮をむいて食べましょう。可能なかぎり、農薬や除虫剤が散布されてないものを。そうしたら、丸ごと食べられます。リンゴのいちばん価値のある部分は、皮のすぐ下の部分なのです。ミネラル、特にカリウム、マグネシウム、鉄分に富みます。またリンゴは自然の歯ブラシ。歯ぐきを強くし、歯をきれいにしてくれます。

■レモン

からだをきれいにする働きがあります。脂肪をのぞき、新陳代謝をよくします。リューマチ、胸やけにも効きます。朝食前にぬるま湯にレモン汁を2、3滴しぼって飲むと、からだにとてもいい。登山などでひどく疲れたときの救急薬。皮もビタミンCに富んでいるし、しぼり汁を肌の手入れにつかうといいでしょう。

■松の実

脂肪が多く、強壮剤になります。生で食べると十二指腸虫を駆除します。

■油

低温圧搾でつくられた高品質の、できるなら一番しぼりのものを。大量生産された加工油、綿実油はできたらさけること。黒ゴマ油、ゴマ油、コーン油、菜たね油、サフラワー（べニバナ）油、オリーブ油などがいいでしょう。

■エネルギー・ドリンク

一切のスタミナ・ドリンクをやめましょう。どれもつかの間、気分がよくなったような感じを与えますが、そのぶん、あとでおちこみます。

■エネルギー

生きるエネルギーが足りないと思ったら、ビタミンDとカルシウムを。ビタミンB_6もいいでしょう。リンゴ、イチジク、プルーンなどにふくまれます。エネルギー・ドリンク類を飲むよりも、小さじ3杯のハチ蜜にリンゴかレモンのジュースを加えたものを。

■化学調味料

グルタミン酸ナトリウムのこと。植物でもなければ、動物でもない。オーガニックなものではありません。食品添加物のひとつ。台所や、自分のからだを、実験室や実験の材料にしてみても、いいことはなにひとつないでしょう。大量にとりすぎると、精神の障害がおきることが、報告されたこともあるくらいです。化学調味料によるバッドトリップは8時間ぐらいつづき、ゆっくりと回復してゆくでしょう。

■菓子

人口甘味料や着色剤をつかった菓子類はやめて、ドライ・フルーツや新鮮な果実、すこしのナッツ類を食べましょう。

■乾物

乾物を見なおしましょう。新鮮なときにはふくまれていない成分が、太陽の光線を浴び、干し物になってはじめて出てくることがあるのです。良質のものを手に入れてください。そして、その食品にふさわしい料理を考えだしてください。

■牛乳

牛乳は牛の赤ちゃんの飲みものですが、もし飲むときは低温殺菌された成分無調整のものを。LL牛乳や超高温滅菌された牛乳、成分を均一に調整されたホモジナイズド牛乳は、さけましょう。

■カッテージ・チーズ

食べすぎてはいけません。それほど健康的な食べものではなく、たいていアンモニアで漂白されています。

■コーヒーの代用品

タンポポ・コーヒー、ハト麦茶、野草茶、薬草茶をすすめます。

■砂糖

精白された白砂糖は危険です。かわりにハチ蜜か黒砂糖、三温糖、ナチュラルな果糖を。サッカリンやダイエット甘味料などは、もってのほか。もっとからだを大切に。砂糖は身体的、精神的な依存度が高い〝麻薬〟であると知っておきましょう。甘すぎるものは、危険です。急な眠気をさそうことがあります。

■サラダ・オイル

サラダ・オイルなどという油は、本来ないものと考えてください。

■サラダ用のスペシャル・ドレッシング

レモンのしぼり汁を同量の水で割り、同じか少なめの純粋オリーブ・オイルもしくはベニバナ・オイルを加え、よくシェイクしたもの。好みで、ハチ蜜を加えてもいい。

■脂肪〔油〕

ハードな脂肪とは、バター、肉の脂肪など、室温で個体のもの。ソフトな脂肪とは、ベニバナ油、大豆油、ヒマワリ油、ゴマ油など、室温で液体のもの。ハードな油は、心臓病の主たる原因のひとつにあげられています。なるべく、さけたいものです。

■しょう油

国産の丸大豆を材料にして、海から採れた塩を使い、3年以上の時間をかけてじっくりと熟成された天然しょう油を手にいれてください。

■酢

合成酢はやめるべきです。穀物酢やウメ酢、アップル・ビネガーなどをつかいましょう。カボスやスダチといったカンキツ類をしぼって、酢のかわりにするのもいい考えです。天然熟造の玄米酢は、飲みものとしてもよく、疲れをとります。飲んだあとは、口を水ですすいでおきましょう。歯のエナメル質を守るためにも。

■スペシャル飲料

ダイコンおろしとニンジンおろしを、各大さじ1杯に、水を2カップほど加え、天塩をひとつまみと天然しょう油を数滴加え、煮たたせます。熱いところをすすってください。腸にたまっている過度の脂肪をとりのぞき、硬化している蓄積物をとかし、からだの内部をきれいにしてくれます。

■たくあん、つけもの

自然塩をつかったものを。もちろん添加物など使用していないものを。食事の最後に食べると、歯にもいい。

■だし

コンブ、かつおぶし、煮干など、自然のだしをぜいたくに用いること。煮干は細かくきざんで、すべて食べてしまうのもいいでしょう。だしをちゃんと、ぜいたくにとることが、料理をおいしく食べるコツ。化学調味料を使っただしの素は、家や身のまわりに置かないこと。

■卵

タンパク源のひとつ。脂肪に富み、コレステロールをつくりやすいので注意して食べましょう。有精卵をえらんで。新鮮なものほどよく、いわゆる地卵を。

■つくだ煮

人口甘味料や防腐剤をつかってないもの。自然のしょう油、塩、黒砂糖や純正みりん、ハチ蜜などをつかってできたものを。

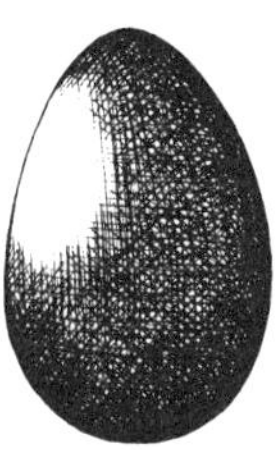

■肉

寒いところでは、必要に応じて食べることになりますが、あらかじめスライスされていたり、小さく切りきざまれているものはさけること。自分で切るか、自分の見ているところで切ってもらうようにこころがけましょう。食べているものがなんの肉か、ちゃんとわかったうえで食べるようにしましょう。

■日本酒

防腐剤、保存料の加わっていないものを。自然の米と水だけが原料のものがいい。当然ですね。

■梅肉エキス

胃酸や吐き気を抑え、下痢をなおします。風邪には、熱いお湯をさして飲んでもいい。常備薬としても、ぜひ。

■バター

マーガリンよりも、バターが好ましい。マーガリンにはいくつもの化学薬品がふくまれています。バターの方が、まだ純粋。ビタミンA、D、E、Fが豊か。ナチュラルなバターをさがしてください。

■ハチ蜜

冷たくすると白く固まるものがいい。精製、脱臭されてないもの、水アメ、白砂糖などが混入されてないものを。体力増強、整腸、疲労回復にうってつけ。視力をおとろえさせません。白砂糖の代用品として、いちばん。

■ビタミン剤
自然のものからつくられた、成分の生きている（オーガニックな）ビタミン剤をえらんでください。

■ビール酵母
すべてのビタミンBをふくみます。神経にやさしく働き、疲れ目、肌のトラブル、筋肉痛にも効きます。

■麩《ふ》
タンパク質が豊かで、消化もよく、からだの弱い人や離乳食にもすぐれています。味噌汁の具などに、もっと取り入れたいものです。

■ヘチマ
ヘチマ水には、わずかですがサポニンや硝酸カリウムがふくまれていて、タンをきり、利尿にも効があります。しかもその両方の成分の働きで、皮膚をなめらかにするので、自然の化粧水としてたいへんに珍重されています。成熟した実はタワシになります。

■味噌
国内産の大豆に、麦、自然の塩を加え、1年くらいはじっくり時間をかけて醸成された古式天然味噌を。

■味噌汁
塩分があるので、1杯までにしておきましょう。自然な塩をつかってていねいにつくられた味噌で味噌汁をつくること。

■味噌汁を海に変える法

遠い昔に
海からやってきたわたしたちは
いつ、どこにいても、からだの中に
あのときの海を必要としています。
海草入りのみそ汁を飲むということは
そのまま
海を飲むということなのです。

■みりん

成分表をかならずチェックし、化学物質など加えられてないものを。

■リンゴ酢

アメリカ東部、バーモント州の言い伝えではコップ1杯の水にリンゴ酢を小さじ1杯加えたものを飲むのが健康法。ただし、1日1度にしておきましょう。多すぎる酢は、歯のエナメル質によくありません。

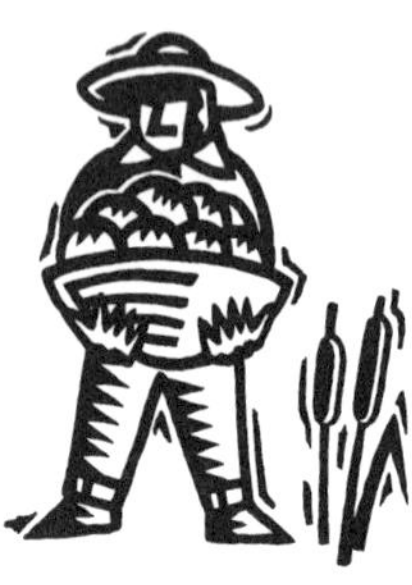

■冷凍食品

冷凍することで、ビタミンは破壊されてしまいます。手に入れてすぐ食べるものにくらべ、価値はうんと少ない。

■レシチン

バター、小麦胚芽、大豆などにふくまれています。心臓の働きをととのえ、コレステロールを減少させます。

■ロイヤル・ゼリー

ビタミン、ミネラルに富み、ヒポクラテスは「不老長寿の秘薬」と呼びました。

【太田出版版へのあとがき】

無垢の世代への贈り物

この本に書いてあることは、一九七〇年代後半から八〇年代前半にかけて、わたしが長い放浪の旅の途中で学んだことを書きとめたものです。アメリカ大陸南西部に広がる広大な砂漠のなかで、当時わたしは「自分の頭の中が空っぽになるような体験」をなんども持ちました。そうやってそれまでに自分が知っていると思っていたことを全部消しさる作業は、つぎに本当にこれからの自分が知っていなくてはならないことはなにかを探求する道へとわたしをいざないました。

わたしは人生が与えてくれるハイもローもそれらの体験のことごとくを受け入れていきました。そうした旅のなかで、自分の生き方を見つめなおすときのために、この『自然のレッスン』に収録した詩を書きとめていったのです。これは、「自分がなにも知らないということを知っている自分」、言い換えれば「無垢な精神」から与えられた鏡のようなものです。以後今日までのわたしの歩く道を決めているものも、基本的にはここに書かれていることであり、そしてここに書かれていることをわたしに教え導いてくれた——わたしにとっては——特別な人たちの存在でした。

今回新装復刻版を作るにあたって全体をなんどか読み返してみましたが、『自然のレッスン』は子どもが大人になる通過儀礼そのものからの贈り物であることから、本のつくり方とそれに関することで必要最小限の手を加えた以外——メッセージに関してはできうるかぎり無垢なままを保つという意味でも——そのままのこしてあります。

この本の角川書店版が一九八六年に書店に並んでから、実に十五年以上の歳月が経ちますが、いまだに数多くの人たちからこの本の復刻を望む声がわたしのもとに届けられます。あらゆる権威が崩壊し、価値観が崩れ、行く先を見失いつつある今のわたしたちの国において、この本の持つメッセージは重要さをましているように思えます。

本書は「無垢の精神」を失う前の、自分の頭で考えて生きることを選ぼうと決心した多くの若者たち——若い精神の持ち主——の手に渡るといいと願って復刻されました。どうか鏡のように自分を映し出すための道具として、自分の人生を選ぶときの指針として、使ってください。

この本がこうして形あるものとして存在し続けることに力を貸してくれたすべての師や友人たちに感謝します。なかでも西ショショー二国のメディスンマンである今は亡きローリング・サンダーとその家族、マクロバイオティック（正しい食事に基づいて世界を平和にする運動）を世界に広めたアメリカで最も有名な日本人のひとりである久司道夫先生、自然派作家として独自の道を進まれている長野県在住の田渕義雄氏と彩子夫人、さらに、この本の原形を作るにあたり協力を惜しまなかった友人の長野真と関口憲、採算を度外視した初版づくりを断行した角川書店編集部の今は亡き豊嶋和子さん。そして今回の新装復刻版に持てる力を結集してくれた編集者、イラストレーター、版元の人たちにも、そしてこの本の存在を忘れることのなかったたくさんの人たちにも、また初めてこの本で出会うあなたにも、心からの感謝を。

LOVE & PEACE (Still)

二〇〇一年、初夏
北山耕平

解説　ぼくのためのレッスン

曽我部恵一

事務所が川崎に借りている倉庫の整理をしていると、「いざという時の本」と書かれた見覚えのない段ボール箱が出てきた。箱を開けてみると、本が詰まっている。中にはぜんぜん記憶にない本も。「いざというときのための本」たちは、紆余曲折を経て倉庫へたどり着いたのだろうが、その中に『自然のレッスン』を見つけたとき、ぼくは「あれ？」と思った。この本は、いつでも手に取れるように、続編とも言うべき『地球のレッスン』と並べて自宅の本棚に入っているはず。取り出して、表紙をめくる。そこにはサインペンによる手書きの文字でこうあった。

May the Great Spirit Guide You on the Right Way!

北山耕平 2004. 5. 30

北山耕平さんにお会いしたときにいただいたサインだ。そのやさしくて力強い筆跡を見て、その頃のいろんなことがするすると思い出された。ぼくは当時、この本をいつも持ち歩き、ことあるごとに人にプレゼントしていた。あげる分がなくなりそうになると、本屋で買い足した。だから常に数冊は手元に『自然のレッスン』があった。

恐らくいつの間にか、サインをもらった最初の一冊とそんな予備の分が入れ替わったのだろう。

最初はたまたま書店で出会ったのだった。北山耕平さんの名前は、一九七〇年代の「宝島」を後追いしまくった身で、知らないわけはなかった。表紙のリンゴのイラストも自分をそっと呼んでいた。帯には「街で自然に暮らす法〜べつに田舎に行かなくても自然に生きることができるのです」とあった。

本を開くと一ページ目にこうある。

この本は／とりあえずいまの生活を／もうすこしましな方に／変えたいと考えているひとの／役に立つことを願って／つくられました。

自分のための本だ、と思った。

その頃のぼく自身のことを書こう。二〇〇〇年に結婚し、すぐに娘が生まれた。その少し前に、二十代のほとんどの時間を費やしたバンドは解散していた。仕事的には宙ぶらりん、しかし家庭という未知のものは、しっかりと存在感を示し始めていた。赤ちゃんの顔と、慣れない子育てや家事を懸命にやる妻とを見やりながら、これからどう生きて行こうか、というそれまでほとんど考えたことのない問いに直面していた。

いろんなことが不測の事態だったし、近くにおじいちゃんおばあちゃんが住んでいるわけでもなく、ぼくと妻と赤ちゃんの三人は、知らない都会の真ん中にぽつんと置かれたようだった。ぼくは言いようのない不安を抱えていた。欲望にのみ忠実だった生活を変えたかった。未来を意識し、日々を大事に生きて行きたい。そうしないと、心の置きどころが、分からなくなってしまいそうだった。

そんな時に偶然のようにしてふと出会った本だから、ぼくは正しい時に正しいものと出会ったのだと、今でも思う。時のはからいに、感謝しなければ。

その本は、素敵なアイディアに溢れていた。ほとんどがぼくの知らないことだった。にもかかわらず、ほとんどのことをぼくが「良きこと」として受け取ることができたのはなぜだろう。とても不思議なことだと思う。詩のようにと意識されて書かれたシンプルな言葉。ものごとの中心へと近づく静かで強い言葉。これらの言葉を見て、ぼくはほっとした。やさしい歌のようだった。

本とぼくはそのようにして出会った。しかしそこから時は流れ、一人だった子供は三人になり、仕事もある程度のカタチができた頃から、ページをめくる頻度はすこしずつ減っていった。いつのまにか、今日を生き抜くことが、未来を見ることよりも重く自分にのしかかるようになってしまっていた。ただ、引っ越しをしても、いつでも手に取れる場所に本は置いておくようにしていた。

冒頭に書いたように（この原稿の依頼とほぼ同時に！）手元に戻ってきたぼくの最初の『自然のレッスン』。また、ゆっくりとそのページをめくる。よくおぼえているページがある。「こんなこと書いてあったっけ？」というページがある。なかには、当時は懸命にトライしたものの、今となっては正反対のことをしているようなことがらもあった。そういうのを見つけると、さみしくなった。だけど、自分の毎日に静かに染み込み、すでに自分の心の一部になってしまっているようないくつかの知恵も見つけることができた。

最初のこの本との出会いから、ずいぶん時が流れた。現在、妻とは別に暮らし、ぼくはシングルファザーのような形で仕事をしながら、料理を作ったり、家事をしたりして三人の子供たちと暮らしている。楽しく充実した日々だ。が、以前より質も重みも変えて、「現実」はぼくの背中にのしかかってくる。おちついて未来を見つめようとしても、すぐにそいつはぼくを追い立てる。そう、今のぼくは、「とりあえずいまの生活をもうすこしましな方に変えたいと考えているひと」に他ならない。この本に最初に出会った時のように。出会い直したこの本と、またやってみようと思う。日々生きることに喘《あえ》いでいるぼくには、難しい部分もある。でも大丈夫だと思う。この先にある正しい道（the Right Way）が、ぼくにはちゃんと見えている。

自然のレッスン　第一部　第二部
テーマ別さくいん

生活様式　Style of Living

身体　Bodywork

他者　Communication

料理　Cooking

未病　Prevention

癒し　Healing

愛　Loving

存在　Being